青少年身心調整法

自我調節&放鬆

自律神經

幫助你解決煩惱&問題

前言

謝謝您購買這本書。

現今10幾歲的青少年生活在一個網路環境豐富多彩，相當方便的時代。隨著LINE和Facebook等網路社群的普及，人與人之間聯繫更加緊密。然而另一方面，相較2020年，2021年度日本中小學生不上學的人數增加了4萬9千人，達到24萬4940人，創下歷史最高紀錄。原因相當複雜，包括COVID-19疫情造成的影響。不過，從這個情況可得知，青少年所承受的壓力比以往還要來得大。為了讓這些孩子調整好心理和身體，健康地度過每一天，我擔任了這本書的監修。

本書的原則相當簡單，即「好好吃、好好玩、好好睡」。要精神飽滿地度過每一天，這是非常重要的想法，也是大部分天真爛漫的孩子自然就能做到的事情。不過，在進入青春期後，身心會出現劇烈的變化，當覺得難

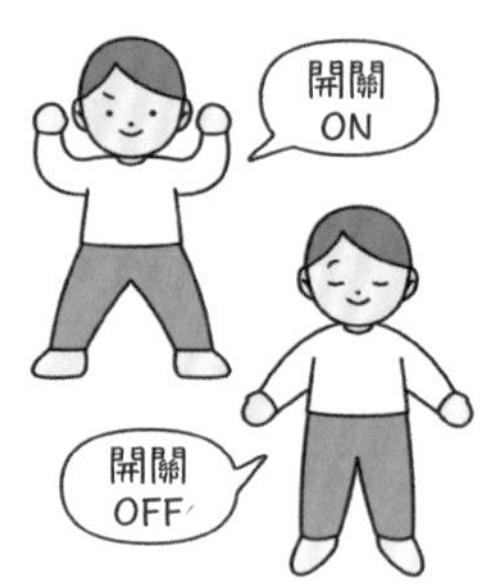

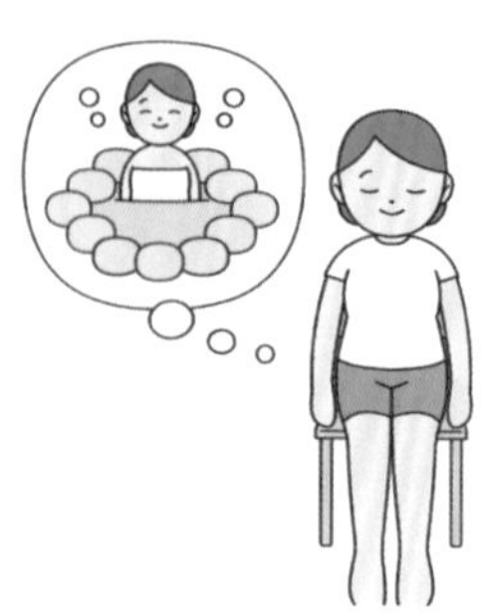

以做到至今理所當然就能做到的事情時，自律神經就會失衡，引起身心上的不適。因此，本書彙整了能夠幫助讀者能夠重拾「好好吃、好好玩、好好睡」恢復精神的方法。除了青少年，本書的內容對大人也很有幫助，請各位務必盡早養成良好的習慣。

此外，也收錄了許多我在兒童身心科門診學到的知識。我想藉此機會，感謝在門診相遇的每一個人。

我還要感謝OD低血壓田中門診的田中英高院長，無私地教導我許多關於自律神經知識、針灸館三谷智美院長，協助我兼修本書關於飲食養生和穴位的部分，以及在這次出版中共享並制定架構editreal股份有限公司的淺井貴仁先生。

我衷心希望購買這本書的各位，都能夠從中找到自己的幹勁開關，度過健康、充實的青少年時代。

吉田誠司

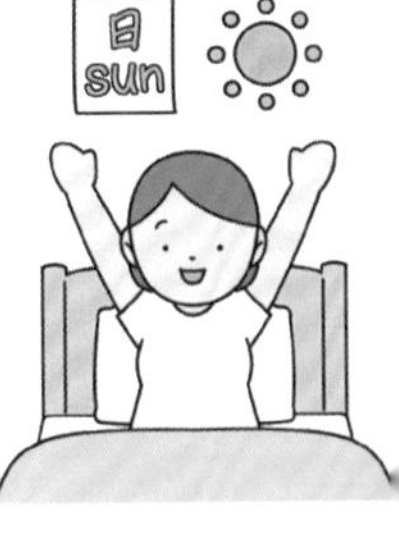

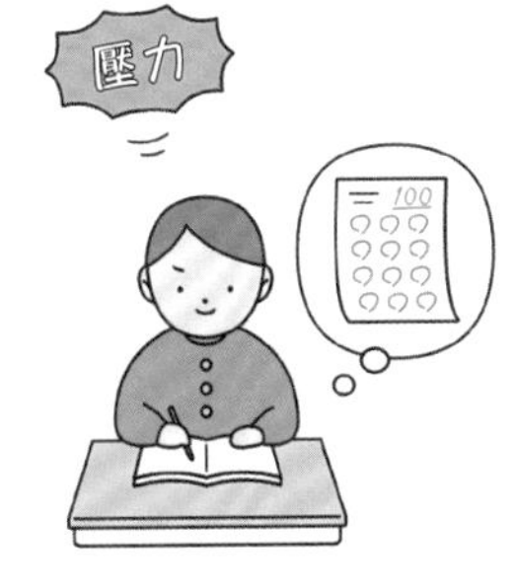

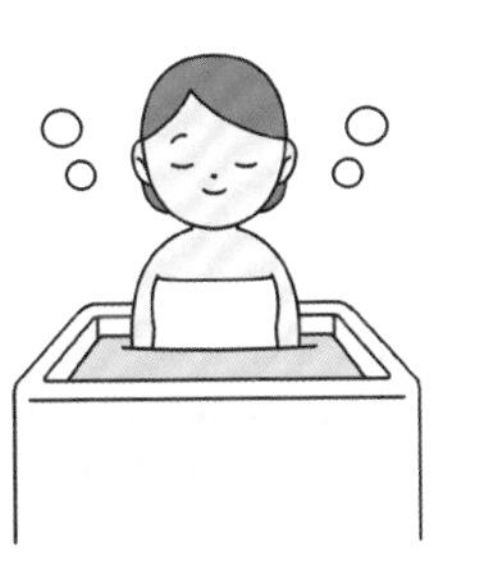

青少年身心調整法
自我調節&放鬆自律神經

CONTENTS

※影片分享網站有時會因為網站等狀況，未預先告知就變更或移除影片；影片如為外文，恕無法提供翻譯。如有造成不便，還請見諒。

PART 3 調整自律神經的飲食療法 61

PART 4 調整自律神經的基本生活習慣 71

PART 5 調整自律神經的自我照顧

Column

本書的閱讀方法

單元名稱

本書主要是介紹幫助青少年調整身心的自律神經調節法。精選各種自我照顧和習慣養成等多種方法，可以從有興趣的部分開始閱讀。

訣竅

這個部分是介紹讓讀者更加了解各個方法的訣竅。

04

運動並養成良好生活習慣是調節自律神經的關鍵

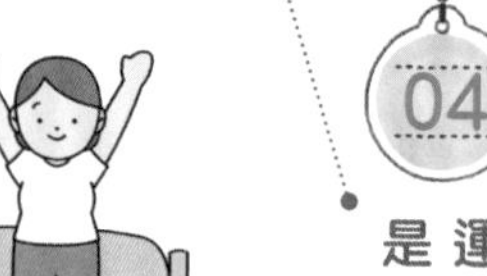

自律神經狀況不佳也會影響內臟的作用

自律神經對周圍環境和身體的變化會有所反應。為了讓自律神經正常運作，必須養成不熬夜、睏了就睡覺、餓了就吃飯等生活習慣。

因為熬夜後的睡眠不足或暴飲暴食等，感受到強烈的壓力，會影響自律神經的狀態。

自律神經控制各器官的運作，當自律神經狀況不佳，內臟的功能自然也會受到影響，進而引起頭痛、腹痛、暈眩等症狀。

16

Part 1 何謂自律神經？

訣竅 1 透過適度的運動活化自律神經產生作用

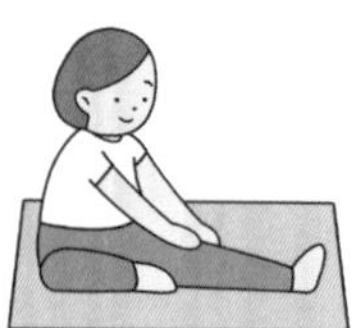

總是在滑手機或是打遊戲，缺乏運動的人，大多自律神經功能都不佳，經常覺得身體不適。在戶外活動身體、遊玩或運動，以及在室內做適度的運動都能有助於自律神經正常運作。如果在因為緊張或焦躁，交感神經較為活躍時，做一些伸展操等輕度運動，可以放鬆身體，使內心平靜下來。相反地，沒有幹勁時活動身體，像是進行慢跑等運動，可以切換成交感神經，讓人更加積極有活力。

訣竅 2 減少壓力的心理照護也很重要

當身體處於疲憊狀態時，為了保護容易感受到壓力的身體，交感神經會暫時出現過度的反應。如果這種狀態持續一段時間，自律神經的作用就會下降，進而陷入毫無幹勁的狀態。精神壓力也一樣，長時間累積壓力，交感神經的作用會逐漸下降，使人失去活力，對任何事情都無法展現出積極的態度。因此，也不能忽視心理的照護。

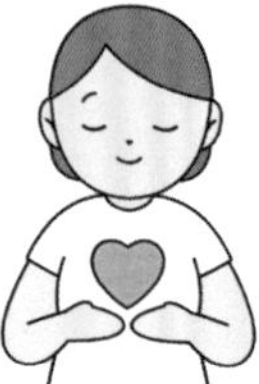

17

正文

介紹自己就能做到的方法，例如自律神經調節法、應對煩惱的方法等。

參考文獻

《ポリヴェーガル理論入門》著：ステファン・W・ポージェス（春秋社）
《やさしい自律神経生理学》編著：鈴木郁字（中外醫學社）
《心身医学標準テキスト第3版》（醫學書院）
《最高の睡眠》著：西野精治（サンマーク出版）
《メディカル・アロマセラピー》：大西二郎（金芳堂）
《子どもにいいこと大全》監修：成田奈緒字、石原新菜（主婦之友社）
《眠れなくなるほど面白い図解 自律神経の話》監修：小林弘幸（日本文藝社）

Part 1

何謂
自律神經？

自律神經究竟是什麼？有什麼樣的功能？

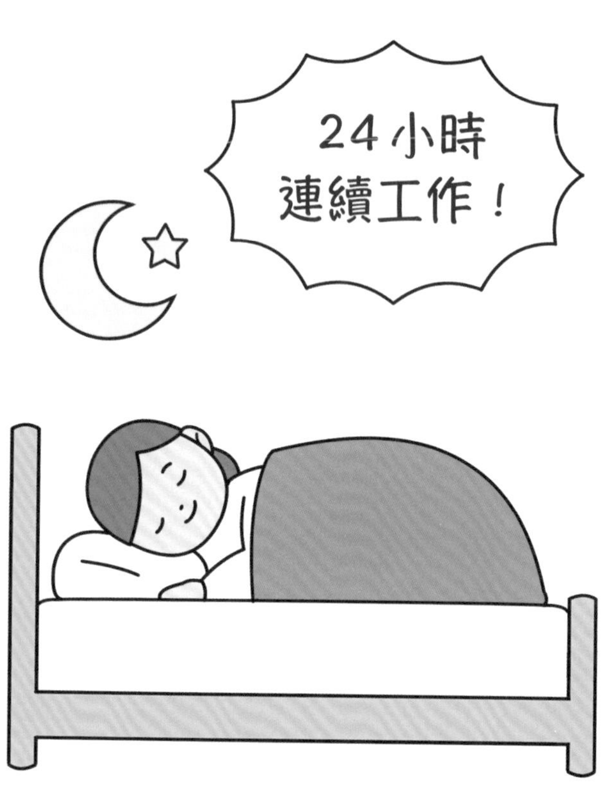

24小時不間斷地工作

「神經」究竟是什麼呢？神經就如同網子一樣布滿整個身體，是大腦與身體各器官相互聯繫的道路。所有的刺激都會作為訊息傳導到神經，並引起各種身體動作和反應。舉例來說，手撞到時感到疼痛，也是透過神經傳達訊息。神經有多種類型，其中的自律神經負責呼吸、心臟跳動以及維持生命。這些神經無法按照我們想法來活動，但它們為了我們每天24小時不間斷地在工作。

維持生命的臟器指揮台

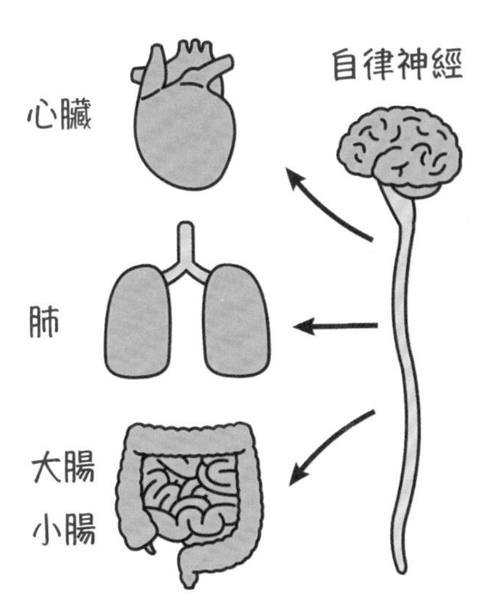

人類為了生存，就必須得有對維持生命來說不可或缺的臟器功能，例如心臟跳動將血液送到全身、肺部呼吸、腸道蠕動消化和吸收食物等。而自律神經就是那些臟器的指揮台。

此外，炎熱時流汗，幫助降低體溫等周圍環境的變化，或是空腹、脫水等身體出現變化時，自律神經也會發揮作用，使體內維持在最佳的狀態。

切換放鬆模式和清醒模式

自律神經大致可分為交感神經和副交感神經兩種，這部分會在下頁進行詳細的說明。在生活中，這兩種神經會像是開關一樣切換。在必須努力展現出最好的一面時，會打開開關，使身體進入清醒模式；相反地，在無需努力時會關掉開關，進入放鬆模式。

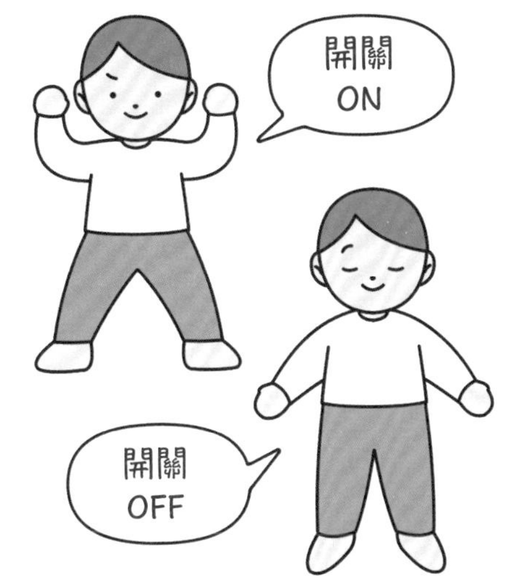

自律神經分為交感神經和副交感神經

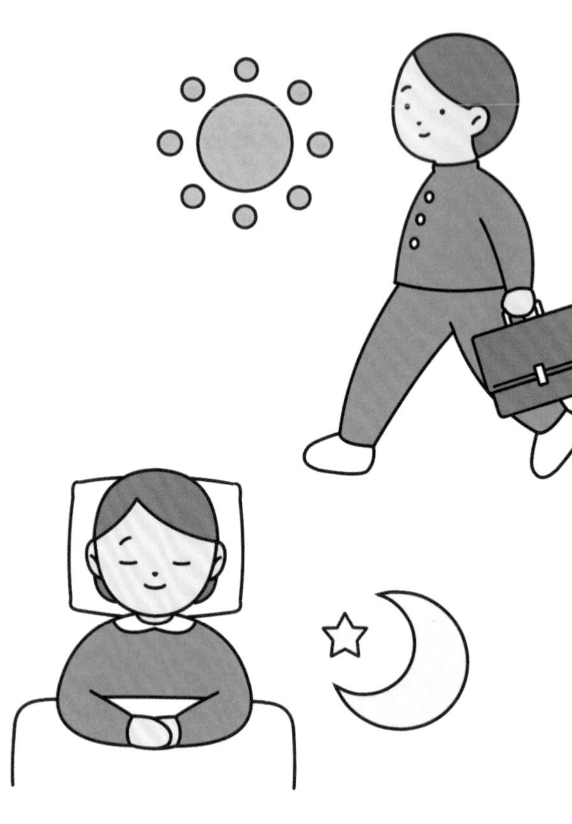

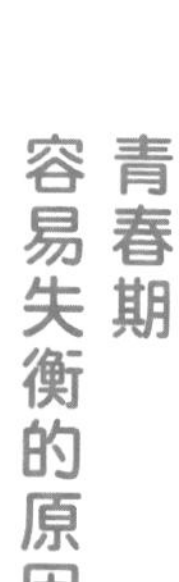

青春期容易失衡的原因

交感神經簡單來說就是「清醒模式」。在進行體育比賽前，或者有重要的事情時容易心跳加快，這就是交感神經的作用。副交感神經則是「放鬆模式」，例如睡覺時心臟跳動的速度會下降，使人感覺平靜，同時促進腸胃蠕動。根據當下的環境和情況，交感神經和副交感神經會有其中一方產生作用。幼年時期交感神經作用的時間較長，但隨著年齡的增長，副交感神經的作用時間會逐漸增加。轉捩點剛好就在於青春期，所以這段期間自律神經容易失衡。

交感神經	副交感神經
血壓→上升	血壓→下降
心跳→快	心跳→慢
體溫→高	體溫→低
瞳孔→打開	瞳孔→收縮
血管→收縮	血管→擴張
腸道活動→低下	腸道活動→活躍
肌肉→緊繃	肌肉→放鬆
支氣管→擴張	
血糖→上升	

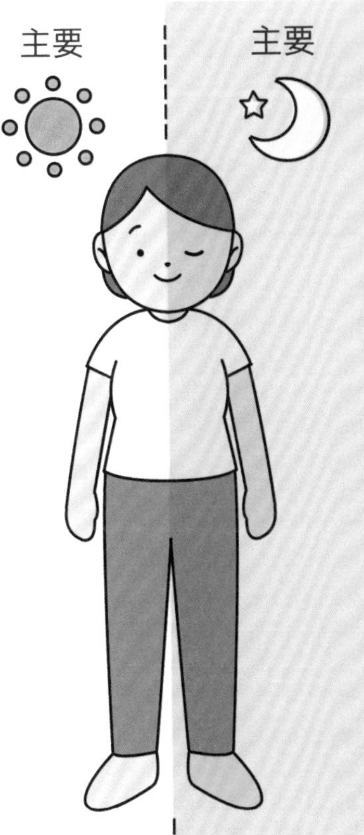

其他
膀胱無力、手掌發汗

交感神經作用時，會提高血壓，使身體更好活動、擴張支氣管，使呼吸更順暢，以及提高血糖，防止能量耗盡。而且，還會調整腸道等功能，使人體不會任意排泄。這就是為什麼在進行體育比賽時不會想要上廁所，旅行的時候則會排便不順。此外，一般認為，手掌出汗是過去還是猴子的時期，為了避免打架或逃跑時從樹上滑落的特徵。

自律神經位於哪裡？

中樞神經系統
脊髓的總稱，是指與大腦連接延伸到腰部的神經束。

周圍神經系統
像網子一樣從中樞神經遍布全身的神經。

自律神經
交感神經
副交感神經
無法靠自我意志控制。

軀體神經系統
運動神經
從大腦向四肢肌肉傳達指令的神經。
感覺神經
向大腦傳導「疼痛」、「炎熱」等感覺的神經。
能夠靠自我意志控制。

自律神經遍布全身

自律神經從大腦的下視丘開始，經過脊髓遍布全身。下視丘周圍聚集了對人體尤其重要的部位，例如腦幹和邊緣系統等。腦幹是指揮中心，指揮維持生命不可或缺的臟器，又稱為生命中樞。

邊緣系統圍繞在下視丘周邊，記憶我們至今所經歷過的事件以及與之相關的情緒。在發生類似的事件時，當下的情感會從邊緣系統傳送到下視丘和腦幹，從而開啟自律神經的開關。

邊緣系統

曾經被狗咬過的人，再次靠近狗的時候會想起當初的記憶，導致出現心悸等症狀，進而避免離狗太近。這是記憶至今所經歷的事件以及與之相關感情的邊緣系統所擁有的功能。當發生類似的事情時，當時的感情會作為訊息從邊緣系統傳達給下視丘和腦幹，自律神經的活動開關就會打開。接著，引法心悸等身體反應，防止靠近危險等，有助於危機管理。

下視丘

體溫下降時，臉色會顯得蒼白，這是身體為了提高體溫，收縮血管以防止熱量流失所造成的現象。相反地，體溫上升，臉色漲紅是因為發燒時血管會擴張，使身體散熱。這些是負責調節體溫、血糖、水分等下視丘所產生的作用。下視丘會感知體內環境的變化，透過自律神經的功能、賀爾蒙的分泌以及身體的活動，維持最佳的體內環境。

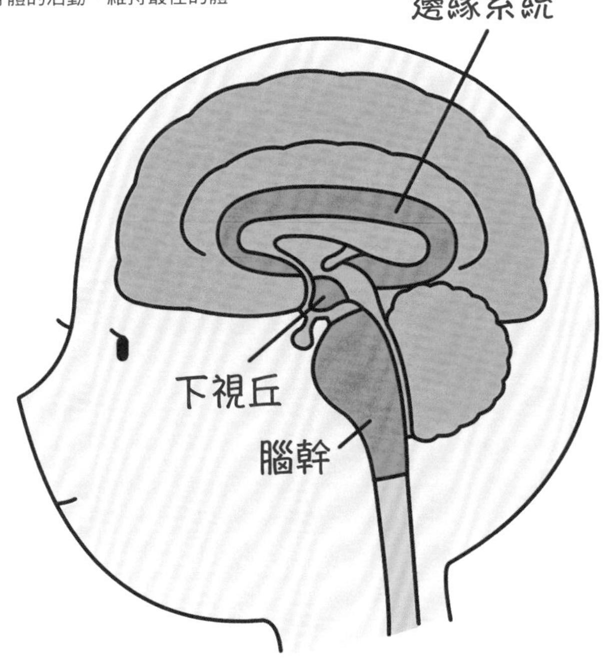

腦幹

指揮維持生命不可或缺的臟器，又稱為生命中樞。

運動並養成良好生活習慣是調節自律神經的關鍵

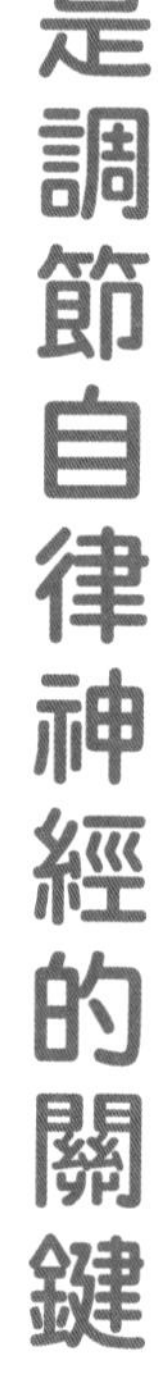

自律神經狀況不佳也會影響內臟的作用

自律神經對周圍環境和身體的變化會有所反應。為了讓自律神經正常運作，必須養成不熬夜、睏了就睡覺、餓了就吃飯等生活習慣。

因為熬夜後的睡眠不足或暴飲暴食等，感受到強烈的壓力，會影響自律神經的狀態。

自律神經控制各器官的運作，當自律神經狀況不佳，內臟的功能自然也會受到影響，進而引起頭痛、腹痛、暈眩等症狀。

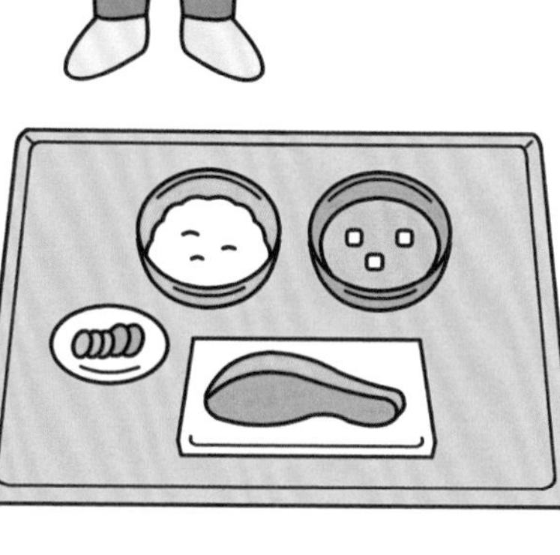

透過適度的運動活化自律神經產生作用

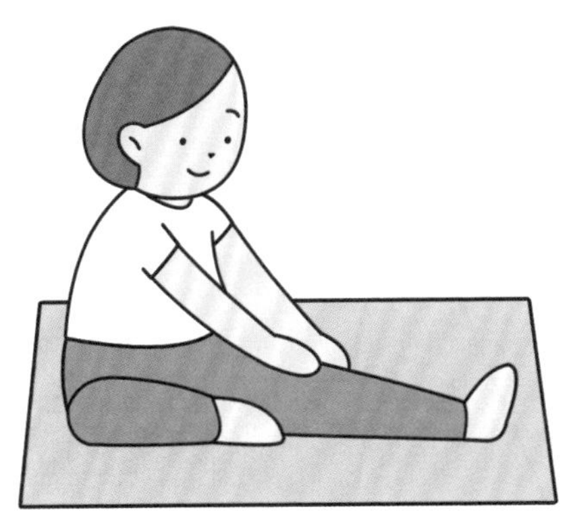

總是在滑手機或是打遊戲，缺乏運動的人，大多自律神經功能都不佳，經常覺得身體不適。在戶外活動身體、遊玩或運動，以及在室內做適度的運動都能有助於自律神經正常運作。如果在因為緊張或焦躁，交感神經較為活躍時，做一些伸展操等輕度運動，可以放鬆身體，使內心平靜下來。相反地，沒有幹勁時活動身體，像是進行慢跑等運動，可以切換成交感神經，讓人更加積極有活力。

減少壓力的心理照護也很重要

當身體處於疲憊狀態時，為了保護容易感受到壓力的身體，交感神經會暫時出現過度的反應。如果這種狀態持續一段時間，自律神經的作用就會下降，進而陷入毫無幹勁的狀態。精神壓力也一樣，長時間累積壓力，交感神經的作用會逐漸下降，使人失去活力，對任何事情都無法展現出積極的態度。因此，也不能忽視心理的照護。

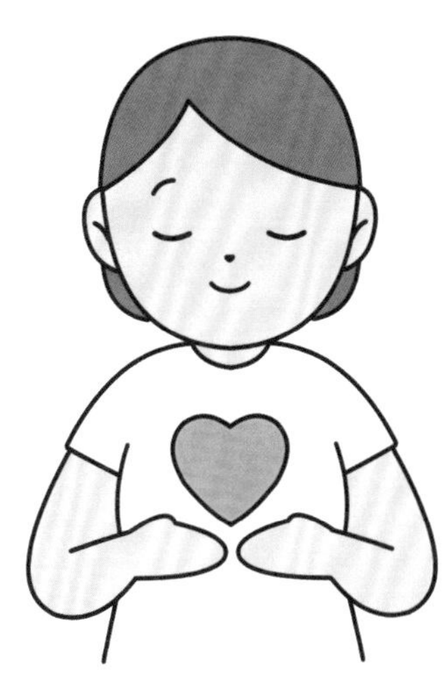

適度的壓力能夠轉變為能量

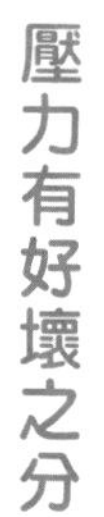

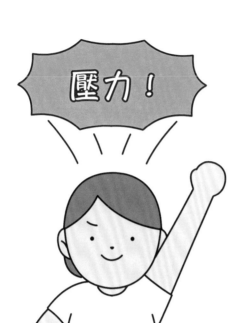

壓力有好壞之分

上一頁提到，如果長時間累積壓力，自律神經的作用就會下降，不過，壓力並非全部都是不好的，也有好的壓力。

良性壓力是適度的壓力，只要努力就能克服，也能夠幫助自己成長。例如與朋友在遊戲中競爭時所感受到令人興奮的緊張感，就屬於好的壓力。只要拚命努力，就能不斷地成長。

相反地，所謂惡性壓力即過度的壓力，因再怎麼努力也無法跨越，進而導致自律神經的作用下降。

長期壓力累積的疲勞會使自律神經作用降低

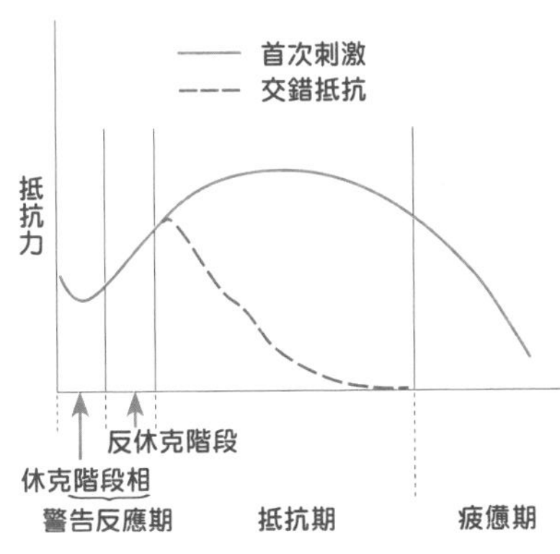

首次刺激：主要的刺激來源。
交錯抵抗：抵抗非主要的刺激來源。

長時間累積壓力，自律神經就無法完全發揮出作用。舉例來說，參加社團活動時，身體因為壓力而感到疲勞（休克階段），抵抗力減弱；結束社團活動後，心情愉悅，能夠積極處理各種事情（抗休克階段），抵抗力提高。此後如果繼續累積壓力（抵抗期），對刺激來源（造成壓力的原因）的抵抗力就會增加，但若是持續的時間過長（疲憊期），會達到抵抗力的極限而感到疲憊不堪。

訣竅
2

準備獎勵遠離惡性壓力

對於適度的良性壓力，要抱持著開放態度積極面對。不過，對於過度的惡性壓力，建議直到自己可以努力前，想辦法拉開距離會比較好。若是遇到無法避開的情況，建議準備好給自己的獎勵，例如「下次考到幾分就買甜點獎勵自己吧！」等。如此一來，在倍感壓力的同時，起碼還能保有些許幹勁。如果可以的話，不要獨自努力，和同事、同學或家人一起，將有助於長時間保持動力。

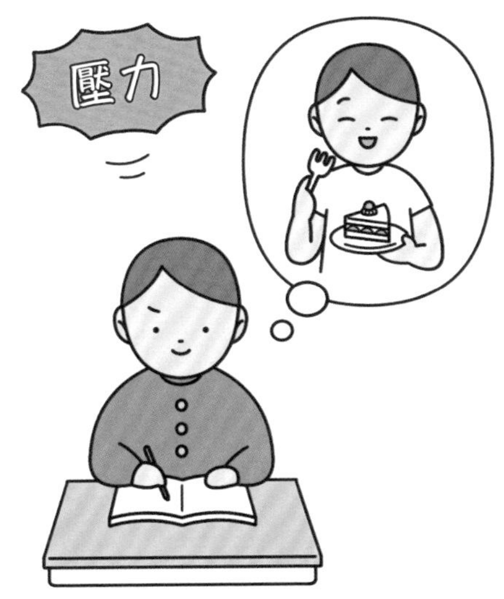

06 惡性壓力有哪些種類？

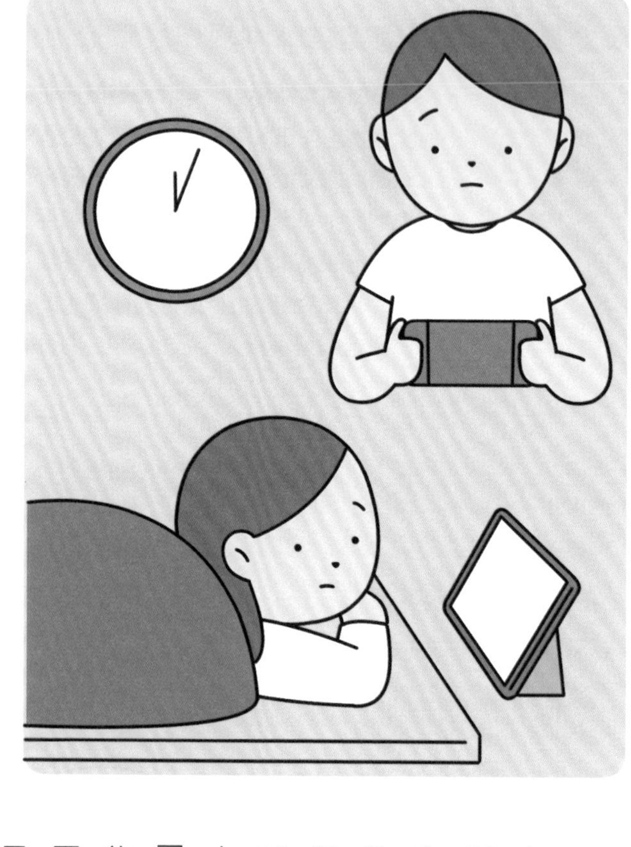

無論是身體還是心理都會感受到壓力

對身體有害的壓力大致分為「身體壓力」與「精神壓力」。導致身體壓力的原因大多是睡眠不足或過度疲勞，重點在於充足的睡眠和做適度的運動。常見的精神壓力來源則是人際關係的煩惱。

到了青春期，青少年會愈來愈在意自己，例如「我是為了什麼而活？」、「別人是怎麼看我的？」等。這是一種名為「認同達成（identity achievement）」的發展課題，對將來的自立來說相當重要。在這過程中很容易對人際關係和自己的存在產生負面煩惱。

充足的睡眠與適度的運動

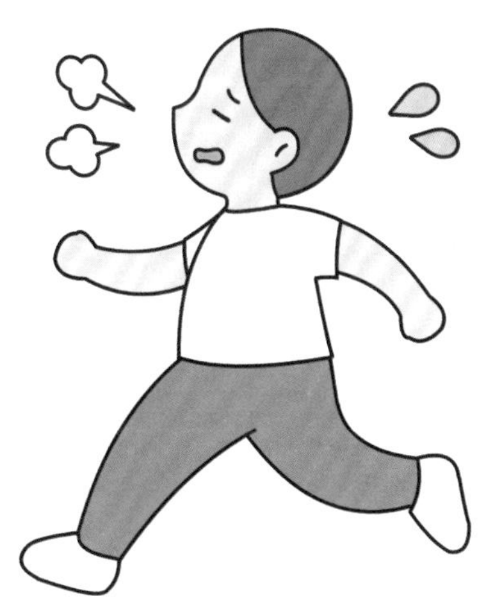

因為打遊戲、滑手機、寫作業、上補習班等，可能會在不知不覺間減少睡眠時間，導致睡眠不足。沒有獲得充足的睡眠，就無法完全釋放一天的疲勞，從而形成壓力。此外，受到COVID-19疫情的影響或是打遊戲等原因，導致待在室內的時間增加，運動量減少，會讓身體的抗壓性下降。因此，要確保充足的睡眠，並進行適度的運動。

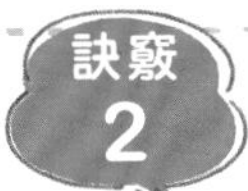

在腦中描繪現在想做的事、應該做的事

青春期是認同達成的時期，對自己的存在和未來抱有許多煩惱。在人際關係上想要建立只屬於自己的特別團體，使人與人之間的關係更為複雜，進而產生問題。或是出於獨立的想法，拒絕被當作孩子看待，想與家人保持距離。每個人都會經歷青春期，希望大家多加留意，不要因為那些精神壓力而使身體出狀況。建議想像一下現在想做的、應該要做的事情，將精力都放在這些上面。若當下有家人或朋友陪伴在各位的身邊，請好好珍惜他們。

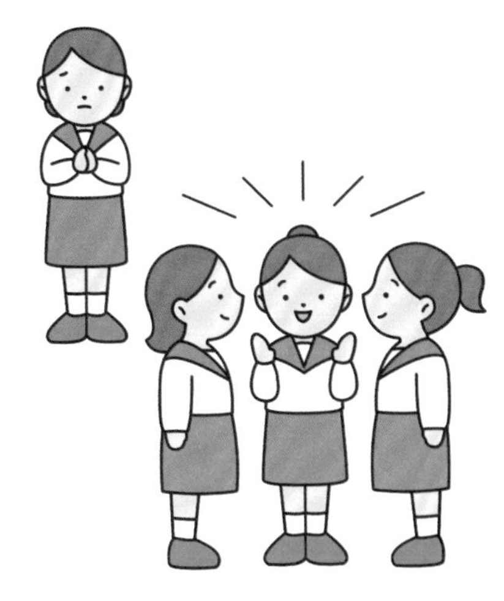

適當釋放不累積壓力

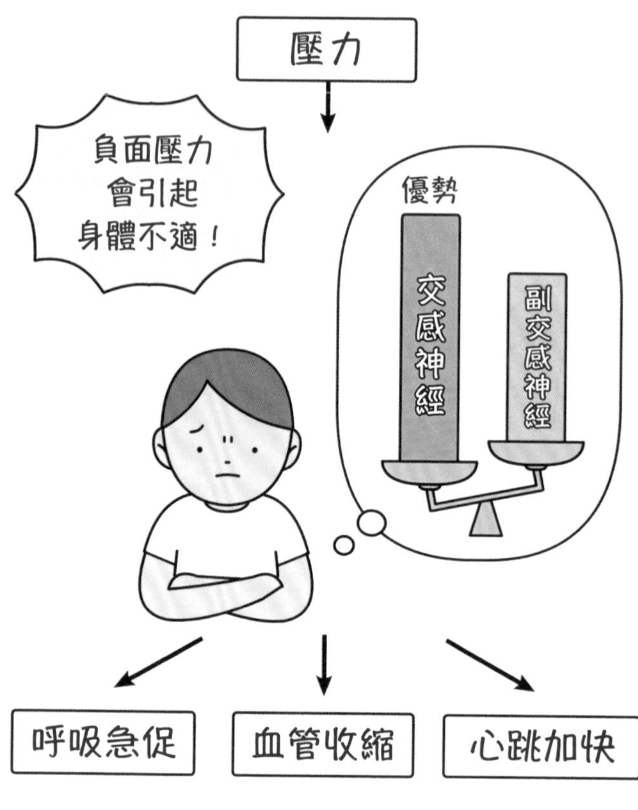

試著在日常生活中留意不經意間進行的釋放法

累積壓力會導致自律神經失衡。當交感神經占據優勢時，會出現呼吸急促、血管收縮、心跳加快的現象。如果長期處於這個狀態，身體就有可能會出現不適。想要與壓力和平相處，就要學會釋放壓力的方法。列舉幾個簡單的方法，像是遇到討厭的事情時與朋友抱怨、聽喜歡的音樂、跑步、睡覺、吃美食等，其實這些都是我們平時就會做的事情。只要有意識地想著「這是我釋放壓力的方法」即可。

呼吸法等隨時都能做的放鬆法

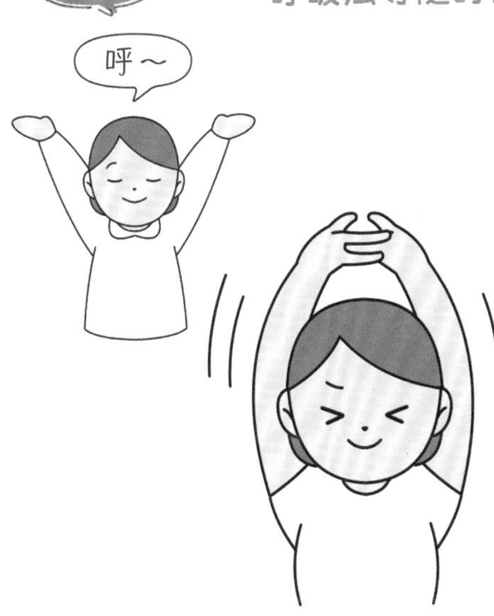

本書介紹了兩種一個人隨時都能簡單放鬆的方法，分別是呼吸法（P98）與漸進式肌肉鬆弛法（P100）。透過深呼吸或是舒緩身體的力量，放鬆全身。一但身體平靜，心理也能夠冷靜下來。此外，還會介紹在沐浴或睡前進行，效果更加顯著的自律訓練法（P104）。

訣竅 2

具體寫出抒發壓力的方法

例如，在紙上詳細寫下★★聽我講話、聽了〇〇的歌、看了△△的影片、帶狗狗去□□公園散步、一邊聽××的曲子一邊跑步到◎◎公園等。推薦在壓力大的時候，一邊享受地看這張紙思考「今天做什麼好呢～？」，一邊有意識地執行。如果習慣聽的音樂有多種類型，或是要去的公園有好幾個，建議分別列出來，以便盡可能地增加減壓的方法。

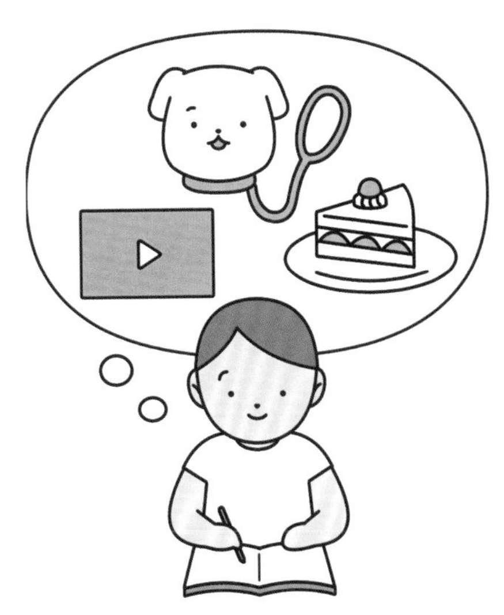

運動能夠提高自律神經的作用 緩和悲傷情緒和不安

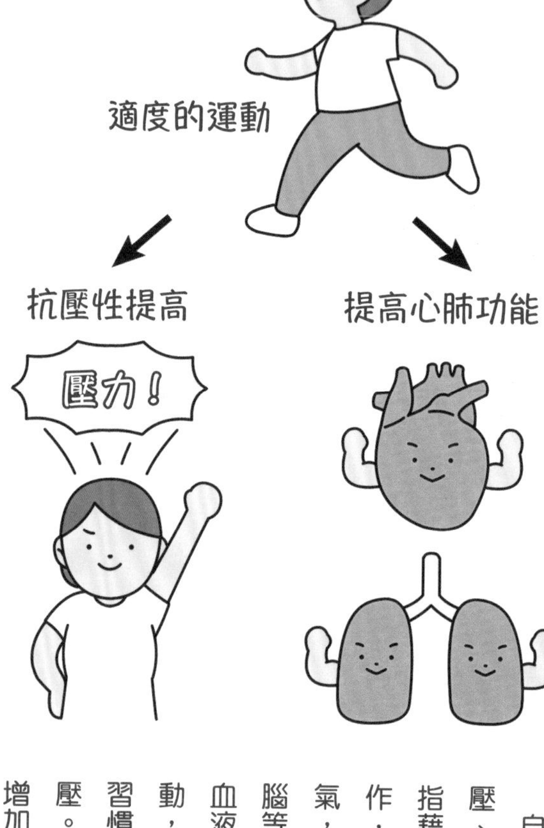

提高心肺功能、促進血液循環

自律神經會調節隨著運動而變化的血壓、心跳、體溫等體內環境。心跳是指藉由心臟時而收縮時而恢復原狀的動作，將血液送往全身。血液中含有氧氣，為了在運動時將氧氣送往心臟、大腦等重要臟器，自律神經的作用會促進血液循環。散步或是上下樓梯等日常運動，也能獲得效果。此外，養成運動的習慣，有助於穩定靜臥時的心跳數和血壓。提高心肺功能，改善血液循環，可增加對環境變化的抗壓性。

運動可以增加愉快等正向情緒

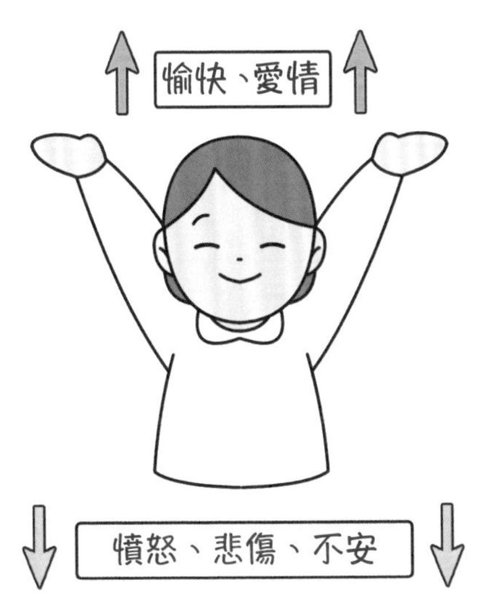

運動具有減少憤怒、悲傷、不安等負面情緒與情感，增加喜悅、愛情等正向情緒和情感的效果，同時也能減少對壓力的心理及生理反應。據說這種效果在運動後會維持24小時，還能強化認知功能。認知功能是指以視覺、味覺等五感獲得的訊息為基礎，理解事物、掌握言語、計算、學習以及記憶的能力。此外，運動後的2個小時內，會加強專注力、解決問題能力等。

運動可以促進多巴胺的分泌

運動能夠減輕壓力，讓人覺得神清氣爽，是因為促使大腦分泌血清素。血清素負責控制多巴胺和正腎上腺素等物質，帶來鎮定和放鬆的效果。多巴胺會使人感到喜悅和舒服的感覺；正腎上腺素則會讓人感到緊張和不安，當這兩個物質不足時，就會變得沒有精神。運動後2個小時會持續分泌多巴胺。為了分泌具有緩解憂鬱和不安作用的血清素，建議可以做一些輕度運動。

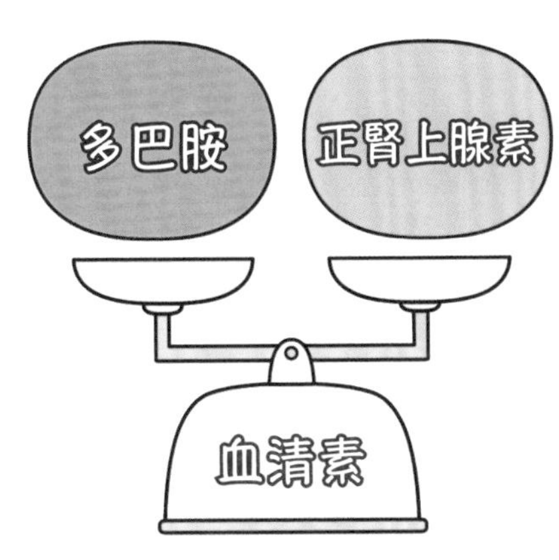

自律神經失調會產生哪些困擾？

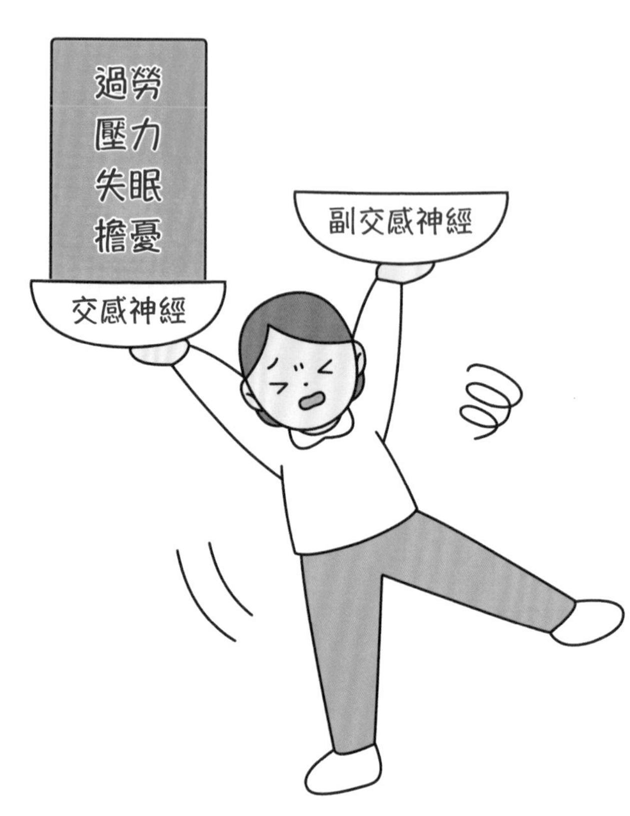

身心會出現各種症狀

自律神經調節良好是指，交感神經和副交感神經都處於正常運作的狀態。相反地，如果兩者無法確實發揮出各自的功能，就會陷入自律神經紊亂的狀態。

一但自律神經紊亂，心理和身體就會出現各種不適症狀，例如，無法打起精神、容易感到疲憊、感到煩躁或是毫無動力等。

此外，青少年大多患有「起立性調節障礙」（P28）。早上想去上學，但卻起不來，或是即便已經站起來，也會持續感到頭暈目眩。

自律神經紊亂時出現的症狀

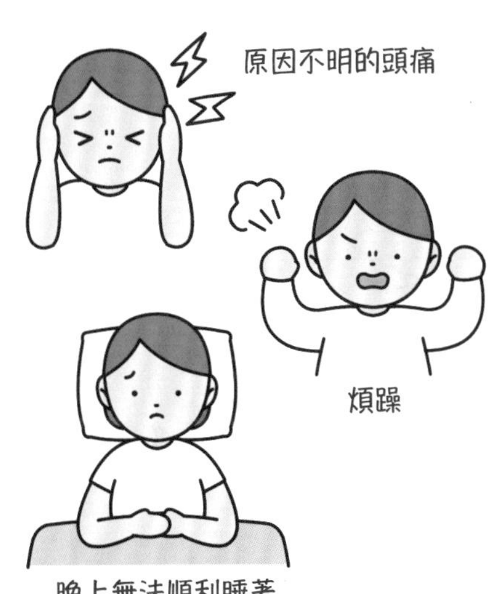

晚上無法順利睡著

自律神經紊亂，會導致長時間原因不明的頭痛，或是晚上無法睡得安穩、早上起不來。此外，還會出現暈眩、站起來就頭暈、心悸、發冷、上火、異常出汗、乏力、食慾不振等各種症狀。

訣竅 2

何謂「腸激躁症（irritable bowel syndrome）」？

有些人因自律神經紊亂而罹患腸激躁症（P32），出現腹痛、腹瀉、便祕等症狀，且會持續很長一段時間。據說是壓力導致的不安狀態所造成的疾病。

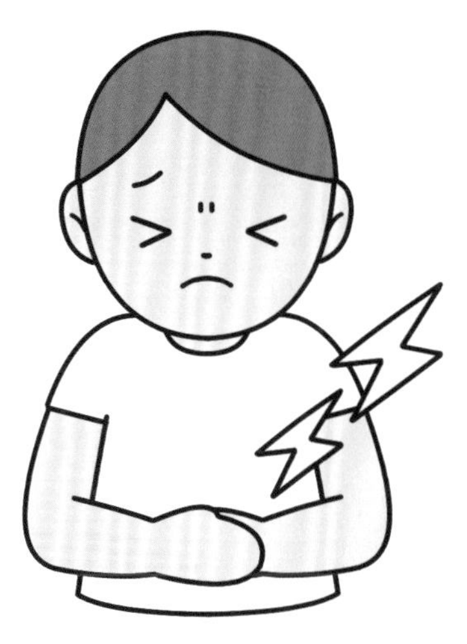

起立性調節障礙是什麼樣的疾病？

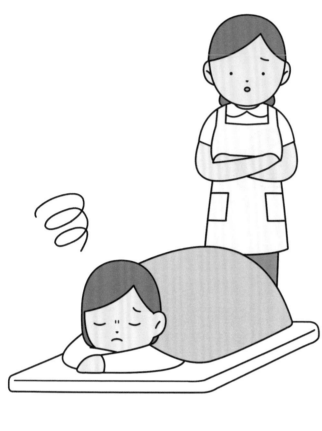

常見於自律神經紊亂的青春期

早上想要去上學卻起不來，一站起來就會眼前發黑、頭昏目眩。即便症狀嚴重，中午過後就會恢復正常，所以在他人說自己「是不是在偷懶」時會感到受傷。造成這種困擾的原因是，青春期自律神經紊亂所引發的「起立性調節障礙（Orthostatic dysregulation，簡稱OD）」。據悉，國高中生中，10個人就有1到2個人疑似患有這種疾病，是學生不願意上學的最大原因。要想改善此症狀，關鍵在於使自律神經正常發揮作用，攝取充足的水分和鹽分。

造成起立性調節障礙的原因

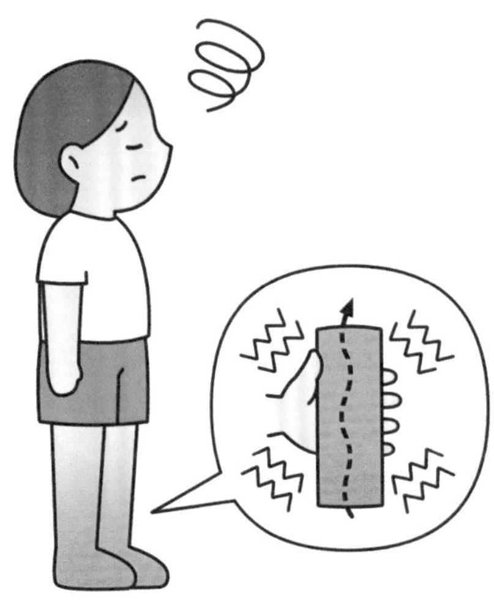

抽血檢驗不會顯示出任何異常，所以很難判斷出是否罹患起立性調節障礙。然而，造成起立性調節障礙的原因有低血壓、大腦血液循環不順暢、社會壓力或遺傳等。早上起不來時，通常在還沒睡醒的狀態站起來，任何人的血壓都會下降，但因為自律神經的作用會使腿部血管收縮，頂多只要15秒血壓就能恢復正常。不過，罹患起立性調節障礙的人，血壓難以回升，所以會一直無法完全清醒，即便站起來，也還是會持續頭暈目眩。

主要症狀與改善方法？

主要症狀有頭痛、猛然起身時眼前發黑、頭暈、倦怠感、早上起不來等。原因是壓力、疲勞、睡眠過多或不足、氣候變化、溫差等。要想獲得改善，重點在於要保持良好的睡眠、適度的運動以及釋放壓力，使自律神經正常發揮作用。如果周圍的人不了解起立性調節障礙，對患者本人造成傷害，使其累積更多壓力，就有可能出現拒絕上學或窩在家裡的情況。因此，身邊的人必須理解、幫助他們。此外，藉由攝取水分和鹽分來提高血液量和血壓，也有助於改善症狀。

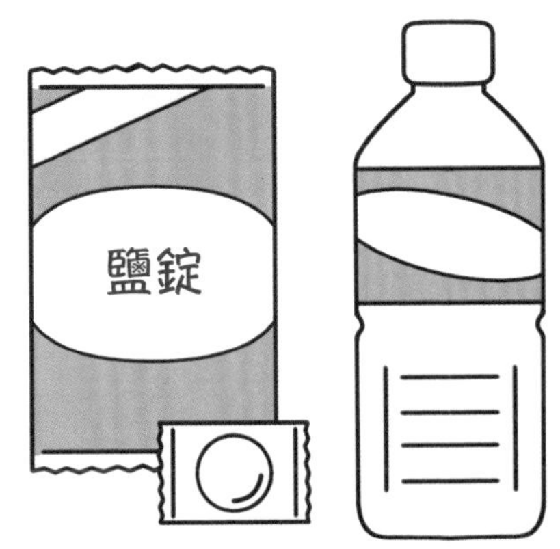

對於起立性調節障礙常見的疑問

為什麼經常遲到或缺席？

當自律神經無法正常發揮作用時，通常身體狀況都會出現問題，尤其是上午的時候。

為什麼夏天特別難受？

夏天的炎熱天氣會使血管鬆弛，導致血壓難以上升。

為什麼只有滿心期待的活動舉辦的那天才起得來？

因為自律神經發揮作用，使人能夠活動。

為什麼會突然感到不適？

因為下雨天、颱風、梅雨季等情緒不穩定時，會感到特別疲憊。

為什麼一直站著會覺得很不舒服？

長時間站立，血壓會下降，眼前發黑。在學校活動或體育參觀學習時，建議要求對方讓自己坐下。

為什麼有時候明明前一天精神還很好，隔天卻不舒服到必須請假？

愉快地參加活動時，如果耗盡身體的能量就得休息。可能會暫時起不來，或是動彈不得。

朋友中有人罹患起立性調節障礙時必須注意的事項

請理解對方並不是在偷懶

罹患起立性調節障礙的人即使想要上學，也會因為身體不舒服，而無法去學校。請務必理解他們並不是故意要偷懶。

請理解他們無法待在教室的苦衷

他們很努力地來上學後，也可能會因為身體不適而去保健室休息或是早退。即使本人不在教室也請理解他們的苦衷。

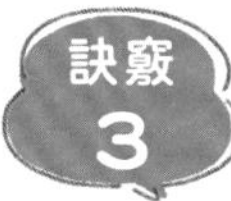

請將他們的行為視為是努力來上學而不是偷懶

罹患起立性調節障礙的人遲到時，請將這個行為視為是他們努力來學校的證明，而不是懶惰睡過頭。如果同班同學能夠這麼理解，當事人也會放心許多。

如果連續請假好幾天，請試著聯絡看看

當遇到罹患起立性調節障礙的人連續好幾天都沒來上學時，建議可以試著聯絡看看，避免他們覺得自己被孤立而感到孤單。

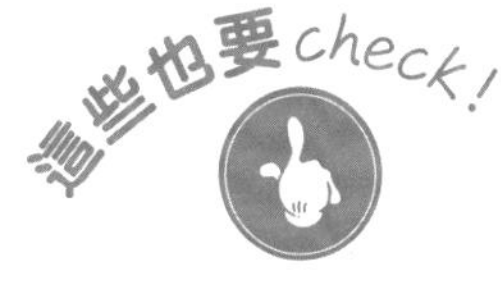

關於起立性調節障礙

同班同學必須知道的事項

休學時出門也是治療的一種

罹患起立性調節障礙的人會在傍晚等身體狀況好轉時，稍微活動一下身體，例如外出散步等，這是治療的一環。對於罹患起立性調節障礙的人來說，「都休學了還外出，也太奇怪了吧」這句話相當傷人。

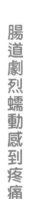

壓力和不安狀態容易引起腸激躁症

腸道劇烈蠕動感到疼痛

吃飯的時候，首先食物會先進入胃，胃會分泌胃酸將食物分解，便於腸道吸收。分解後的食物會進入腸道，腸道由小腸和大腸組成，先在小腸消化、吸收養分後，沒有營養成分的殘渣會在大腸形成糞便，最後從肛門排出。腸道為了將食物移到肛門，會進行收縮運動，如果因為壓力處於不安狀態，腸道的收縮運動就會變得不穩定，進而讓人感到疼痛。這就是腸激躁症。

自律神經紊亂是主要原因

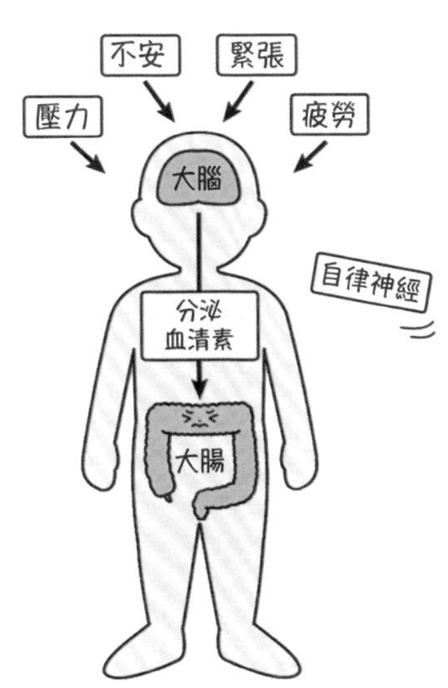

腸激躁症是一種在一般健康檢查時，並不會發現異常，但卻會出現腹痛、腹瀉、便祕等症狀的疾病。目前尚未得知此疾病確切的形成過程，但腸道運動是由自律神經掌管，一但自律神經紊亂，腸道就無法正常運轉。感到不安、緊張等壓力，大腦會對腸道發出訊號，促使分泌血清素，導致腸道過度蠕動，進而引起腹瀉、腹痛等症狀。對有些人來說，因為上學前腹痛導致遲到是一件很困擾的事情。

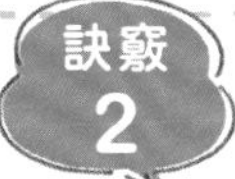

對冰冷的食物反應敏感

罹患腸激躁症後，腸道會變得敏感，在攝取冰冷或是刺激性食物時，腸道會做出過敏反應，告知大腦腸道出現異常。接到通知的大腦會發出指令，要求腸道排出糞便，所以才會出現腹瀉和腹痛症狀。腸激躁症大致可分為腹瀉型、便祕型、混和型3種。男性大多是腹瀉型，女性則多為便祕型。此外還有腹部膨脹感、腸鳴（肚子咕嚕咕嚕叫）、放屁等氣體症狀。

腹瀉型

會突然腹瀉。突如其來的便意使患者難以上班、上學甚至是出門。無法控制的便意讓人感到不安，進而使病情惡化。

便祕型

腸道痙攣導致糞便堆積。隨著水分愈來愈少，糞便會變成像兔子大便一樣一粒一粒的，難以排出。

混合型

腹瀉和便祕反覆交替。

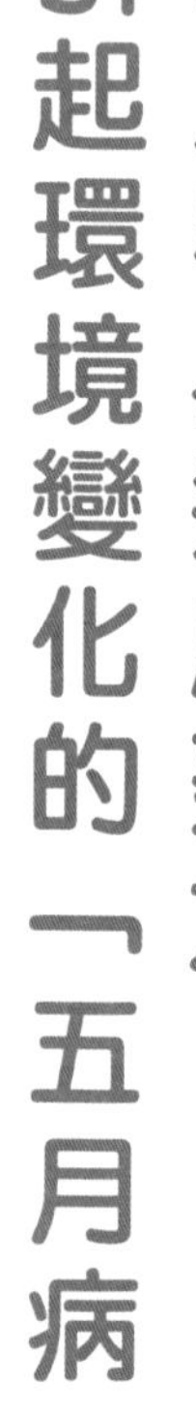

讓人容易過度努力，引起環境變化的「五月病」

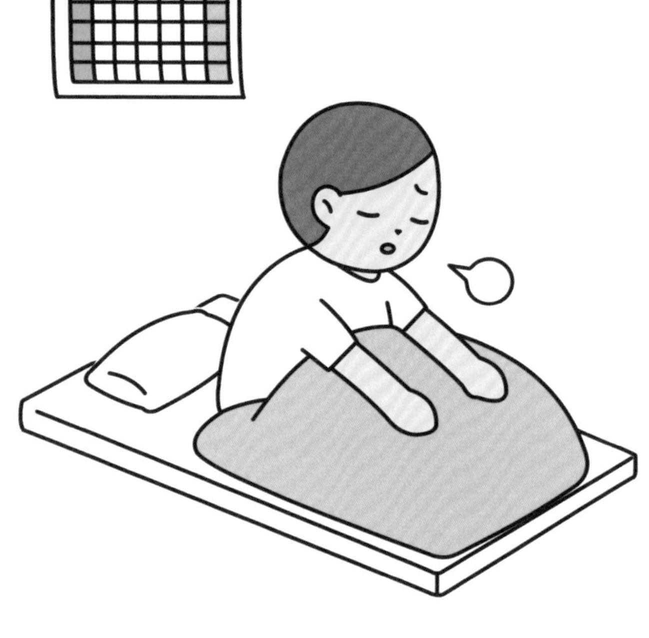

在沒有發覺自身疲勞下不知不覺地累積壓力

日本有一種叫做「五月病」的疾病。日本人的青少年會在4月開始新學期。然而在逐漸適應後，隨之而來的是5月長假，假期結束後引起的身心不適就稱「五月病」。

當環境發生劇烈的變化時，人會過度努力地適應新環境，在不知不覺中累積不少壓力。為了不輸給這種狀況，交感神經會產生作用，導致血壓上升、血液流動加速、手掌出汗。這種現象是很自然的身體反應，不過如果長時間持續，身心會無法休息，進而感到疲勞。

容易過度努力

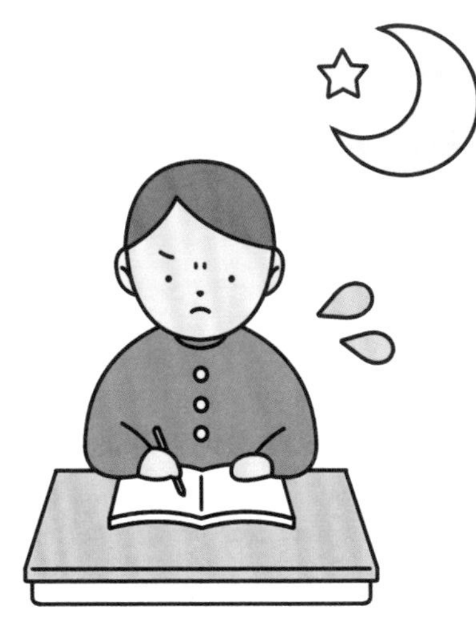

五月病容易讓人過度努力。有許多人因為抱持著「必須在考試中取得好成績」、「要努力練習才能在比賽中發揮出實力」等想法，過於認真，忽略身心疲憊，進而罹患五月病。小學生也有可能會出現這種情況，請多加留意。此外，青少年會把新學期剛開始當作理由之一，在長假中熬夜。如果養成熬夜的習慣，即便開學，早上也爬不起來。

關鍵在於要配合狀況轉換心情

如果覺得自己有五月病的症狀，首先必須注意的是調整成規律的生活。好好睡覺、好好吃飯等，不要打亂生活節奏，調整自律神經的平衡。與老師商量後到保健室休息，或是直到恢復精神為止暫時不要上補習班，減少活動量也是不錯的選擇。此外，平時轉換心情也很重要。例如，覺得大腦疲憊，就活動身體；覺得身體累，就看書、聽音樂，做一些動腦的事情。

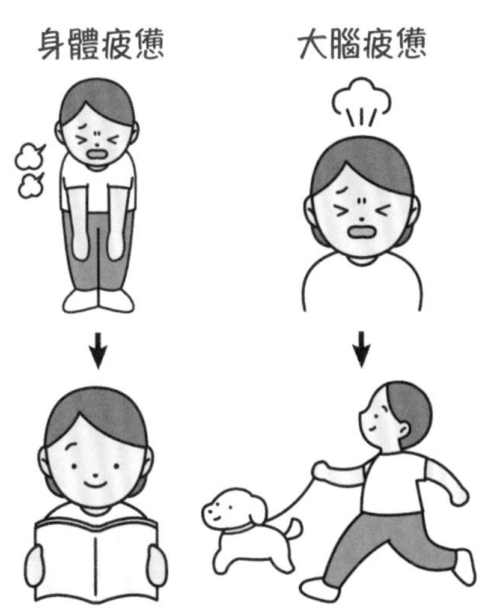

自我檢測自律神經的狀態

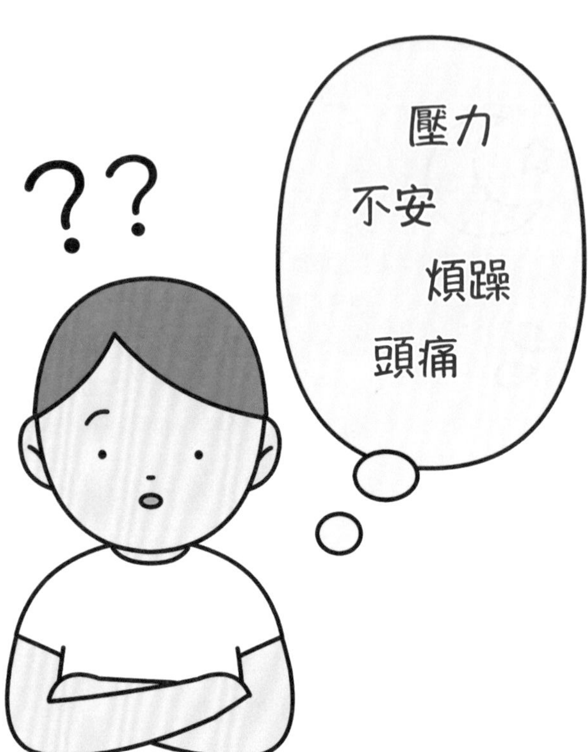

如有吻合的症狀要注意自律神經是否紊亂

總覺得身體有點不舒服，擔心「是不是自律神經紊亂」的人，建議先自我檢測看看。

下頁的檢測表彙總了自律神經紊亂經常會出現的症狀。請查看每一個項目，將符合現況的選項打勾。

在這些自覺症狀中，只要有一項吻合，就有可能代表自律神經紊亂。打勾的選項愈多，自律神經紊亂的可能性就愈大。

自我檢測
自律神經檢測表

以下列出的項目中，是否跟現況相符呢？自律神經的作用降低，就代表自律神經可能正在失衡。

- □不管做什麼事很快就會覺得疲勞，容易感到疲憊
- □總覺得沒什麼幹勁
- □有頭痛的症狀
- □肚子不舒服，會腹瀉或便祕
- □經常感到不安
- □時常無來由地覺得焦躁
- □無論怎麼睡都覺得沒睡飽
- □總覺得思考能力和判斷能力不如以前
- □手腳冰冷
- □明顯水腫
- □感冒的次數增加
- □容易分心
- □經常肩頸僵硬
- □常常覺得緊張、心跳加快
- □月經大多不順暢

自律神經的規律會隨著晝夜變化

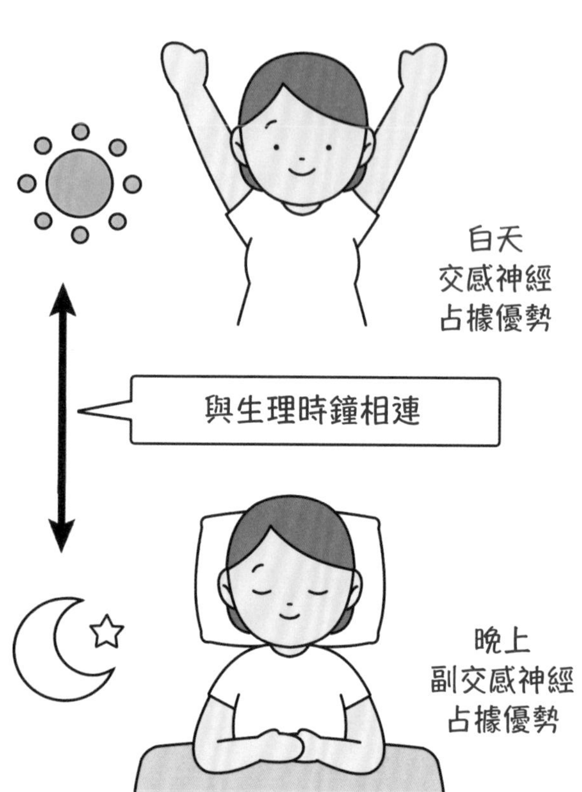

自律神經與生理時鐘相連

自律神經正常且理想規律是，白天交感神經占據優勢，副交感神經退居幕後；相反地，晚上由副交感神經掌權，換交感神經的作用減弱。人體有生理時鐘，會以一天為單位運作，此生理時鐘與自律神經相連，讓人體能夠白天活躍地活動，晚上確實休息。然而，若是長時間過著不規律的生活，例如熬夜或吃飯時間不固定等，自律神經的規律就會紊亂。因此，要調整自律神經，就必須過著規律的生活。

理想的自律神經規律

自律神經理想的規律如下圖所示，交感神經活躍於白天，副交感神經則是在晚上努力工作。規律的生活可以確保早上起來時精神飽滿，晚上能夠酣然入睡。據說生理時鐘的週期是一天25小時，與一天24小時並不同步。不過，只要早上起來晒太陽就能夠消除這一小時的偏差，按照一天24小時的週期生活。

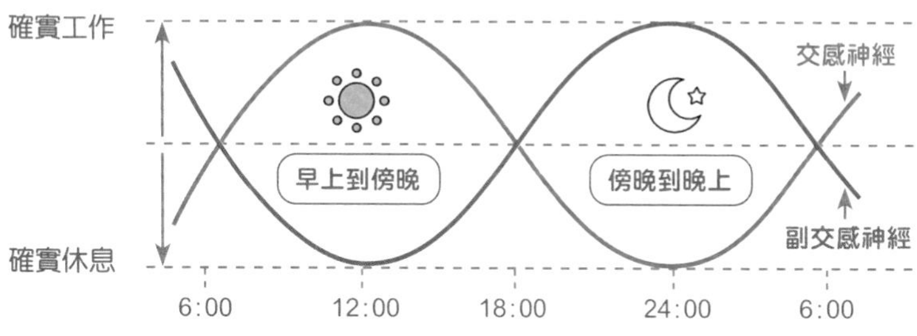

訣竅
2

自律神經的紊亂節奏

交感神經在白天過度工作，或副交感神經在晚上工作過度，自律神經就會失衡（右上圖）。還有人的情況是交感神經和副交感神經的作用都下降。兩者都下降，身心都會感到疲勞，這種毫無精神的狀態稱為慢性疲勞。對青少年來說，如果長時間無法上學，就有可能會形成慢性疲勞。如果在家一直苦惱或是發呆，會更容易陷入這種狀況。

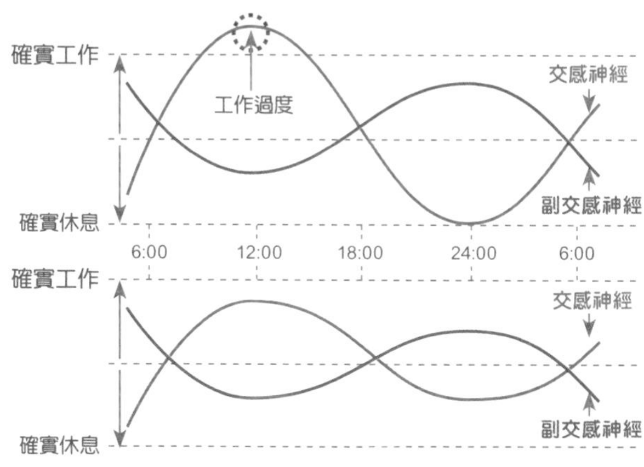

自律神經最新理論「多重迷走神經理論」

自律神經

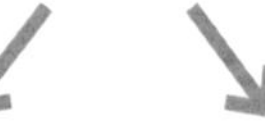

交感神經

在發生問題時，交感神經會發揮作用，促使人選擇對抗還是逃跑。

副交感神經

腹側迷走神經

在安心的情況下，會與周圍的人溝通。

背側迷走神經

在危急時刻會罷工，使身體感到僵硬。

調整自律神經時還要再調整一種神經

多重迷走神經理論（Polyvagal theory）。這個理論認為自律神經分為3種神經，詳細來說，副交感神經有兩種，一種是從上古時代就有的「背側迷走神經（Dorsal Vagus n.）」，主要的功能是活動腸胃。

另一種是活動臉部、心臟、肺部等與他人交流時的自律神經，稱為「腹側迷走神經（Ventral Vagus n.）」。據說腹側迷走神經還身兼調整其他自律神經的「指揮家」角色。若是此神經無法正常運作，就會出現腹痛、失眠等症狀。

背側迷走神經作用時身體會「僵硬」

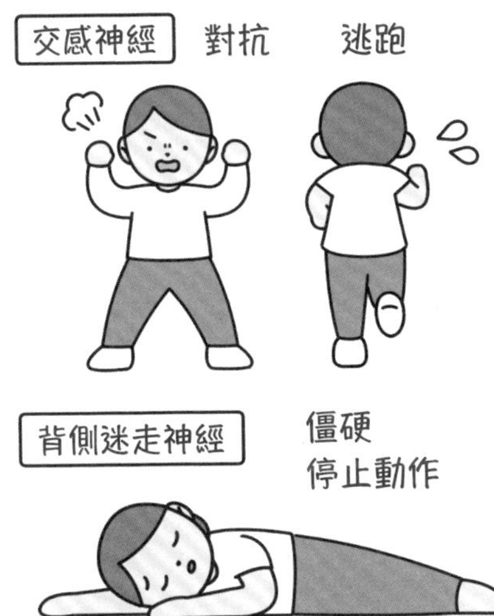
交感神經
對抗
逃跑
背側迷走神經
僵硬
停止動作

在發生問題時，交感神經會發揮作用，使人選擇對抗或是逃跑。如果是在更加危急的情況下，為了保護自己，背側迷走神經會產生作用，採取停止動作，也就是「僵硬」在原地裝死的行動。背側迷走神經是已經存在很久的神經，從上古時代出現像是沒有下巴的鰻魚開始，就用此神經的作用來保護自己免受外敵傷害。人類在因為事件、災害或是來自他人的暴力等感到生命遭到威脅時，可能會藉由昏迷來保護自己。

腹側迷走神經作用時身心都會呈穩定狀態

第 3 種神經腹側迷走神經，會利用表情和聲音，對他人發出「很安全」、「沒有敵意」的訊號，相互安撫彼此的交感神經。除了與他人溝通時會產生作用，腹側迷走神經還擔任調整交感神經和副交感神經的指揮家。此神經是包含人類在內的哺乳類出現時誕生的，讓哺乳類可以成群結隊地相互幫助。重點在於要注意「和顏愛語（用笑臉說出充滿愛意的話語）」，保持令人安心的關係。

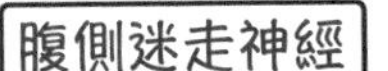

調解・放心

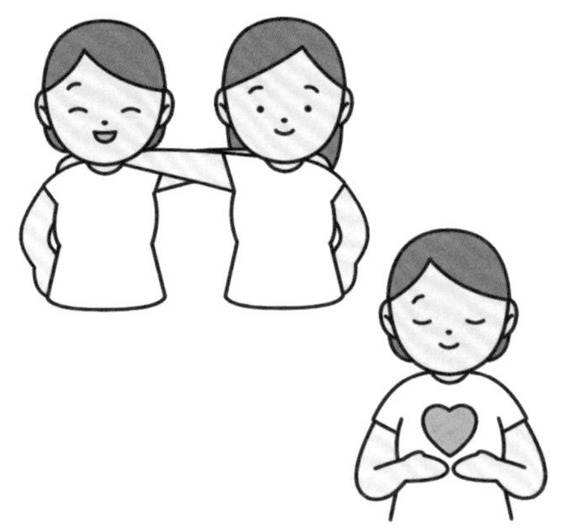

「自己是什麼人」此煩惱有時出於自律神經紊亂

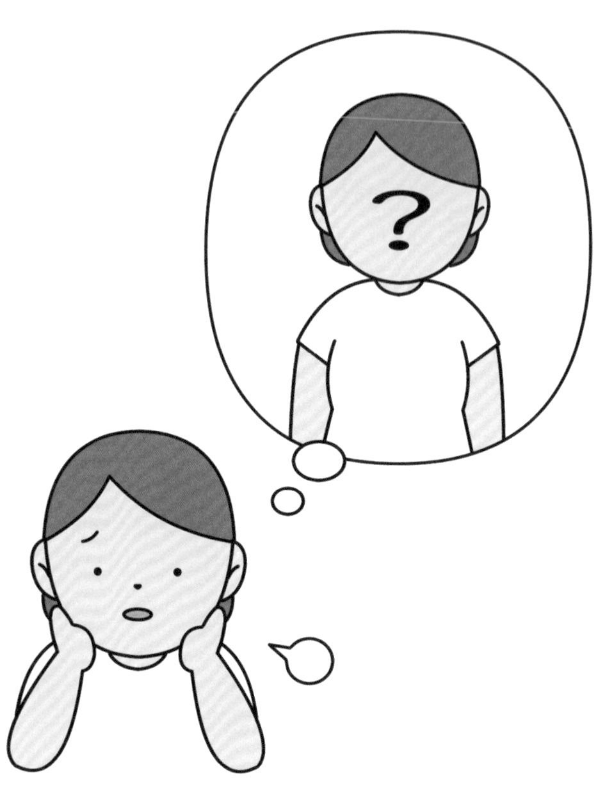

對於成長後自立來說相當重要的時期

一般認為，青少年這段期間是建立自我認同（Ego Identity）的時期。自我是指「我作為自己的感覺」。可以說，從父母身邊獨立，走向成人的道路上是一邊苦惱「我是什麼？」、「我是為了什麼而活？」、「我從哪裡來，要去哪裡？」等重要問題，一邊成長的時期。在這段時期，如果煩惱自己與他人的差異，對自己失去信心，或著感到極大的壓力，就會造成自律神經紊亂。

煩惱與他人的差異會形成壓力

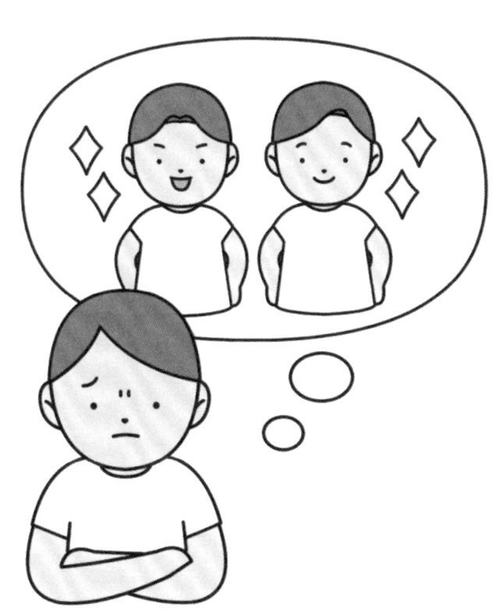

在意識到自己是什麼後，可能會與他人比較外貌、成績、家庭環境等，進而失去自信。在社群網站看到朋友上傳看起來過得很開心的貼文，會覺得對方的閃閃發光，並對此感到羨慕不已。有時會因此造成嚴重的壓力，促使自律神經紊亂。遇到這種情況時，不要與他人比較，要想著「每個人都有獨一無二、無可替代的個性」。

珍惜身邊的人並互相稱讚

朋友和父母等身邊的人對自己的誇獎有助於建立自我認同。因此，請先試著珍惜身邊的人，並給予他人良好的評價。如此一來，他人也會不吝於稱讚自己。回想一下自己哪些部分得到讚美、什麼時候會得到好評，也許就能以此得知自己的優點和真正的自己。總之，要先珍惜身邊的人，互相稱讚。

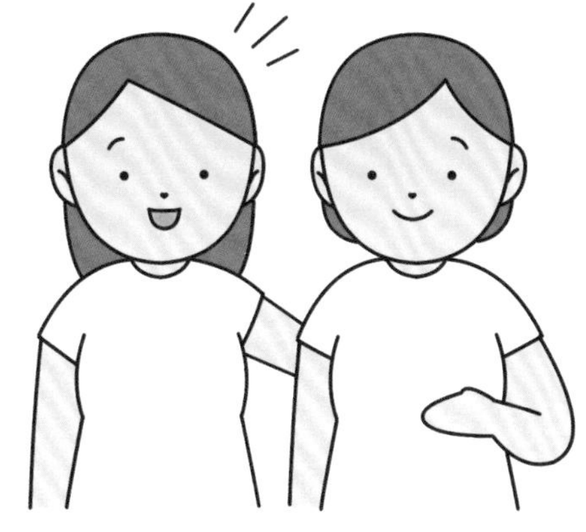

Column
01

嘆氣 × 積極思考 = 深呼吸

與我們的意志無關，自律神經會不間斷地工作，就連我們睡著時，仍然會維持心臟跳動、呼吸、腸道蠕動，是值得我們心存感激的神經。心臟和腸道等無法按照我們自己的意思活動，但呼吸可以受我們自己控制，因此可以從這部分來影響自律神經。透過腹式呼吸大幅擴張肺部，會促使副交感神經作用，更容易放鬆身心。

例如，各位在情緒低落或是有不愉快的事情發生時，可能會嘆一口氣，這是因為身體想要深吸一口氣，進入放鬆模式。建議在這個時候，積極利用腹式呼吸法進行深呼吸。呼吸的姿勢也很重要，低著頭會壓迫到肺部，也會因為視線往下，更容易產生負面的情緒。

平常就要維持抬頭挺胸的姿勢，讓肺部無阻礙地擴張，視線也會朝上，有助於產生積極向上的心態。如果能夠養成腹式呼吸的習慣，效果會更佳。腹式呼吸的方法很簡單，吐氣到腹部凹陷後，自然地讓空氣進入腹部，使肚子鼓起。因此只要反覆地吐氣到腹部凹陷即可。

調整
自律神經的
睡眠法

睡眠除了調整自律神經還有各種功效

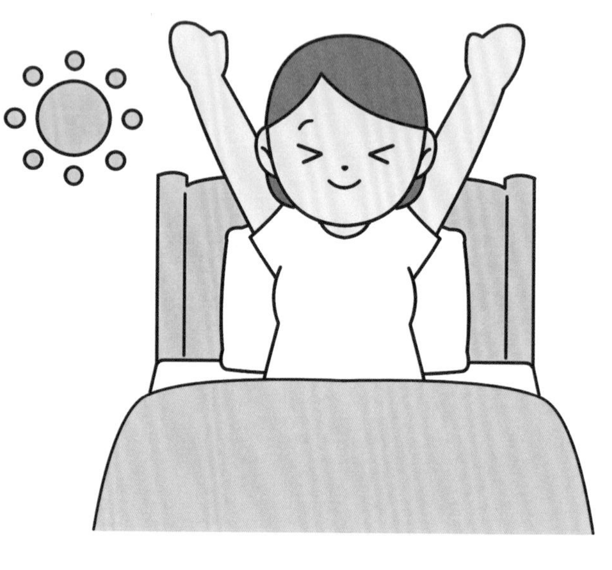

促進身體成長、恢復疲勞與記憶儲存等功效

睡眠對青少年來說非常重要。長期睡眠不足，身體無法放鬆，會使自律神經紊亂。除此之外，睡眠還有各種功效。首先，睡覺的過程中會分泌許多對身體發育相當重要的生長激素。生長激素有助於骨骼和肌肉的發展，還會影響代謝功能，促進新陳代謝，有利於身體的修復和恢復。

此外就是大家都知道的，記憶會在睡眠中儲存於大腦中。即便白天努力學習，若是睡眠不足，就不會留下記憶，所以要確實獲得充足的睡眠。

確認睡眠是否不足

青少年的理想睡眠時間	
6～13歲	9～11小時
14～17歲	8～10小時
18歲以上	7～9小時

青少年平均起床時間與平均就寢時間（平日）	
平均起床時間（平日）	
10～14歲	6點38分
15～19歲	6點54分
平均就寢時間（平日）	
10～14歲	22點24分
15～19歲	23點48分

出處：根據日本內閣府《平成27年版 子供・若者白書》製成

日本人的睡眠時間以世界角度來說並不多，甚至可以說是睡眠不足。日本人10到14歲的平均睡眠時間為8小時；15到19歲的平均睡眠時間大約為7小時。根據美國國家睡眠基金會（National Sleep Foundation）公布的數據可得知，青少年的理想睡眠時間，6到13歲為9到11小時；14到17歲為8到10小時；18歲以上為7到9小時。雖然依年齡會有差異，一般來說少睡1到2小時就代表睡眠時間不足，因此，請留意確保足夠的睡眠時間。

午睡在下午3點前完成，大約15分鐘

晚上睡眠不足的人可以在中午時段睡個午覺，推薦在午餐後到下午3點之間小睡15分鐘。若是睡超過30分鐘，就會進入深層睡眠，起床後會留下睏倦感和倦怠感。此外，拖到下午3點以後才睡，會影響晚上的睡眠規律，可能會出現躺在床上睡不著的情況。如果怕躺著睡會爬不起來，建議坐在椅子上睡午覺。

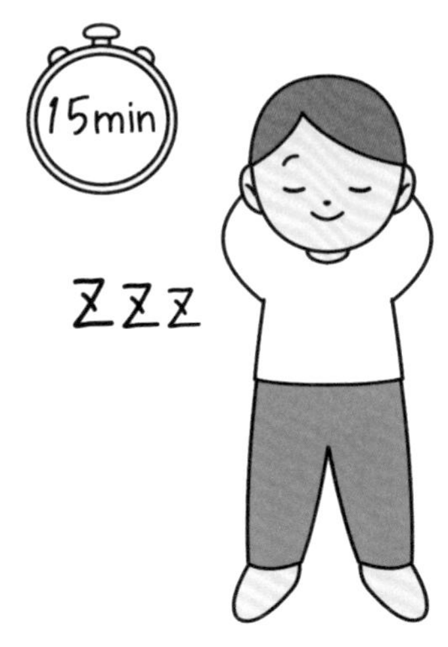

18

睡著後的前90分鐘是調整自律神經關鍵

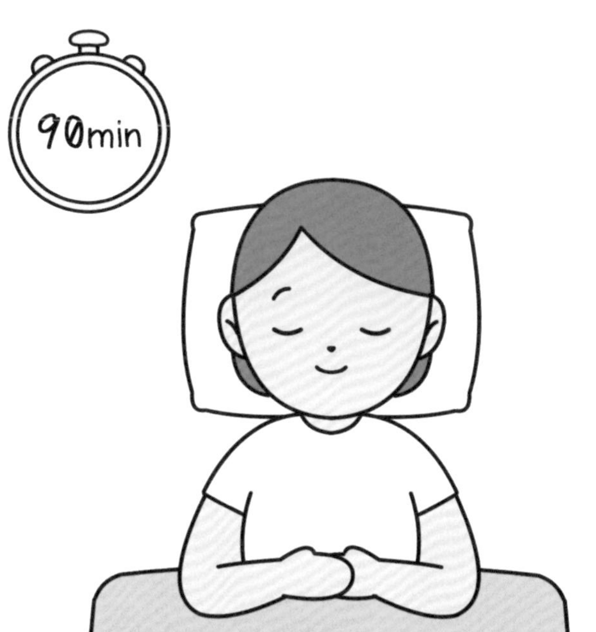

熟睡和淺眠會交替進行

睡眠有兩種，分別是熟睡和淺眠，睡覺時兩者會交替進行。熟睡稱為「非快速動眼期（non-rapid eye movement, NREM）」，相反地，淺眠稱為「快速動眼期（rapid eye movement, REM）」。通常人一入睡就會進入熟睡期，非快速動眼期和快速動眼期是一個循環，以90到120分鐘為週期交替出現，其中以剛入睡前90分鐘的非快速動眼期為關鍵。這段期間交感神經作用下降，副交感神經占據優勢，能夠調整自律神經的平衡。成長激素也是在這90分鐘內分泌最多。

睡眠有兩種

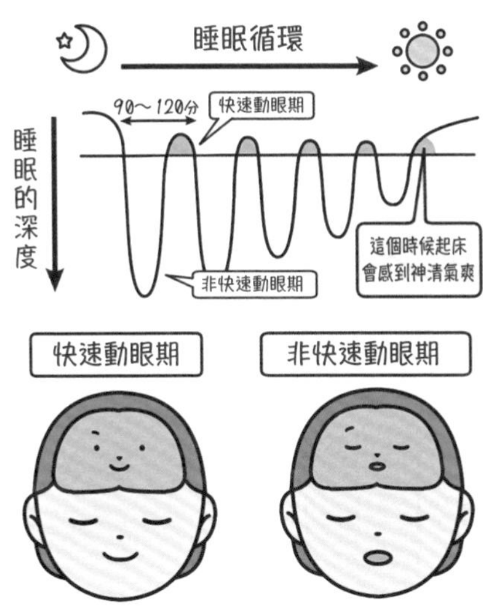

如左圖所示，入睡後，副交感神經會產生作用，使人進入深度睡眠。接著，非快速動眼期和快速動眼期會以90到120分鐘為週期交替出現，其中輪到淺眠期也就是快速動眼期時交感神經會稍微占據優勢。隨著早晨的接近睡眠會愈來愈淺，在快速動眼期起床，就能夠神清氣爽地醒來。

建議將室內光線調暗，或是利用空調將室內調整成適合睡眠的溫度等，以創造出有利於睡眠的環境。

最慢於睡前90分鐘洗完澡會更容易入睡

即便強迫自己睡覺，也會難以入睡。為了打造出有利於入睡的環境，也必須注意洗澡的時間。不要拖到睡前才洗澡，最慢盡量於睡前90分鐘洗完澡。

睡覺前洗澡會使體溫上升，處於交感神經正在發揮作用的狀態。洗完澡超過90分鐘，體溫會比洗澡前還要低，自然而然地就會想睡覺。

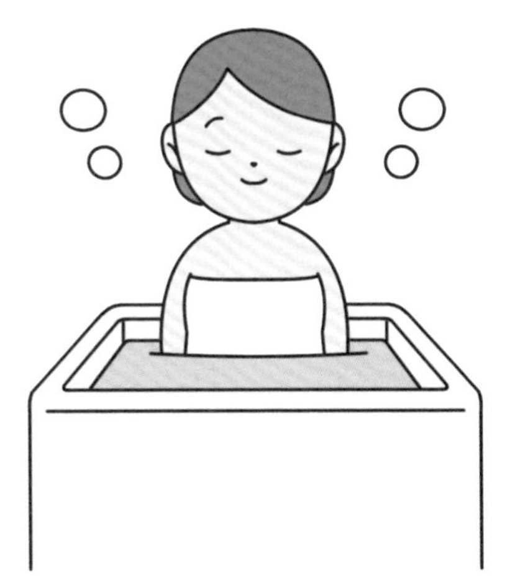

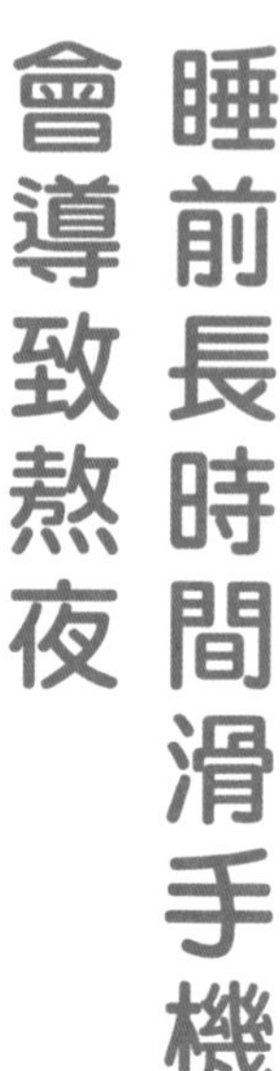

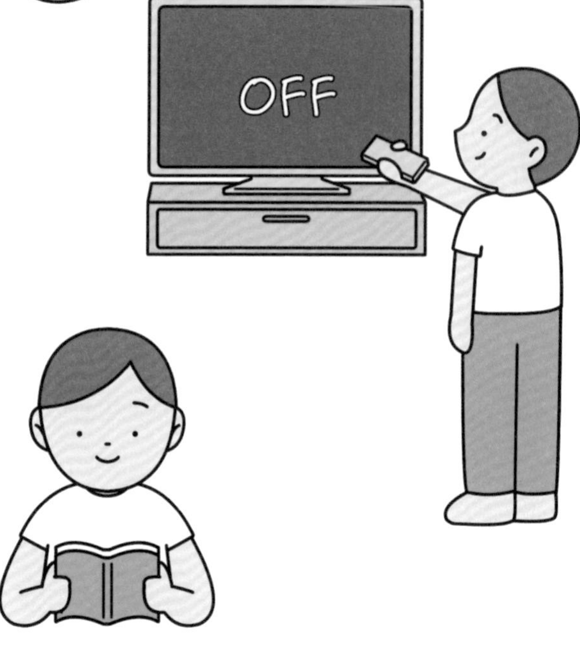

利用閱讀和卡牌遊戲來度過安靜的夜晚

滑手機滑到三更半夜或是考試前熬夜等，長期過著不規律的生活，會打亂生活的節奏。隨著壓力和疲勞的累積，自律神經的平衡也會受到影響。

根據日本文部科學省的調查結果顯示，睡前花大量的時間滑手機，就寢時間會延後。

請盡量不要在睡前玩遊戲或是滑手機，建議盡量做一些安靜的活動，例如閱讀或是紙牌遊戲。如此有助於提高睡眠品質，更能夠進入熟睡狀態。

睡前不要滑手機和看電視

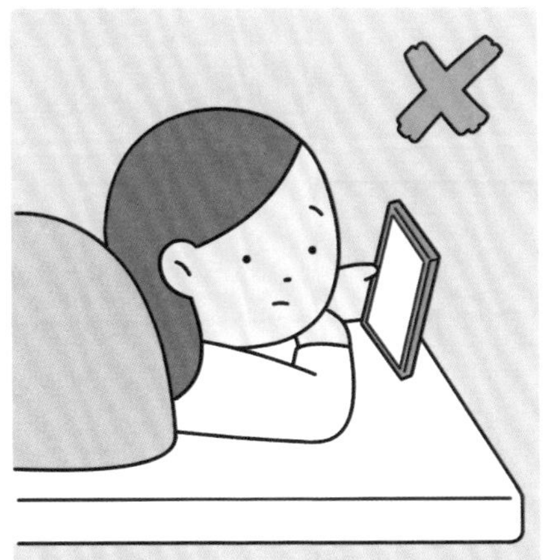

根據日本文部科學省的調查結果可得知，從接觸手機、智慧型手機的時間（遊戲除外），與平日就寢時間的關係來看，無論是小學生、國中生、高中生，接觸時間愈長，就寢的時間就愈晚。也有人會在睡前躺在被子裡繼續滑手機和平板，這種行為往往會使人不斷地滑下去，找不到結束的機會。必須注意的是，當明亮的光線照入眼睛裡時，會阻止大腦分泌誘發睡眠的褪黑激素，導致難以入睡。

睡前留意起床的時間

早上很難醒來的人，建議睡前留意一下早上準備起床的時間。神奇的是，只要確認過後，早上在決定起床的時間之前，一種名為ACTH的激素會開始上升，受到此激素的刺激，喚醒身體的激素皮質醇也會跟著增加。在預定起床的時間，經過皮質醇的作用，提高體溫、血壓，人會更容易清醒。由此可知，人的身體具備配合起床時間醒來的機制。

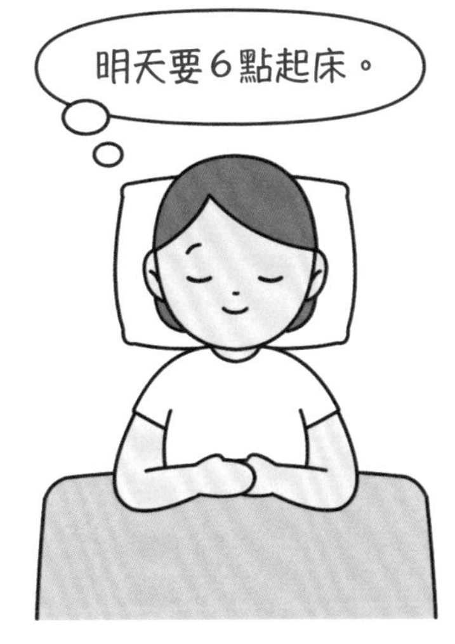

早上起床晒太陽 有助於切換成交感神經

褪黑素分泌 有助於睡眠

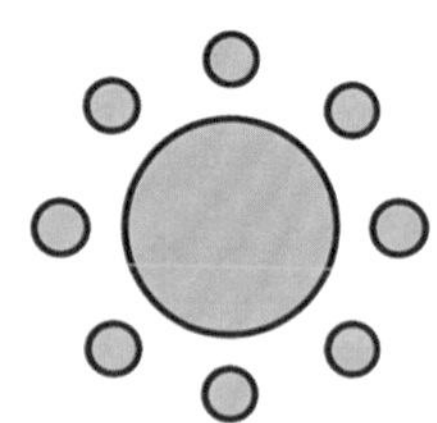

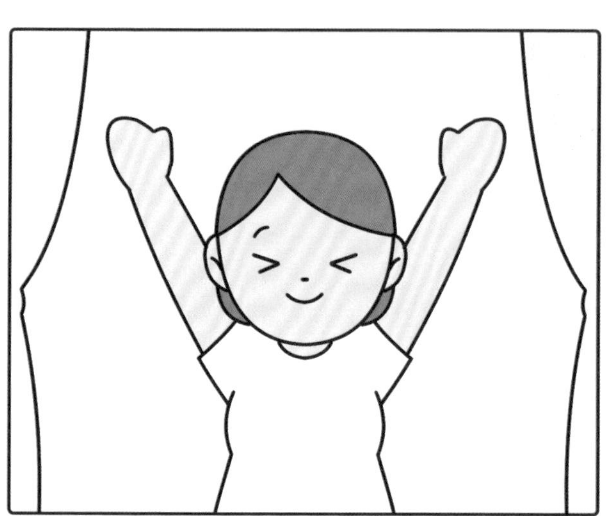

早上起床後的行為對調整自律神經相當重要。早上睜開眼睛，請先拉開窗簾晒晒太陽光，如此就能夠重置生理時鐘的規律（P38）。接著也要確實吃早餐，吃飯也有助於使生理時鐘同步。此外，晒太陽會促使身體分泌血清素。對於分泌睡眠激素「褪黑素」來說血清素是不可或缺的存在。晒完太陽，經過14到16小時後，大腦會分泌褪黑素，使身體切換成放鬆模式，從而自然地入睡。

訣竅 1 早上起床喝一杯水

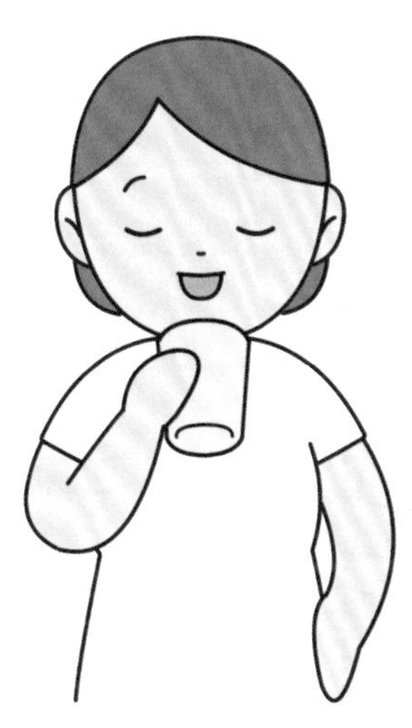

早上起床後馬上喝一杯水，能夠刺激腸道，加強副交感神經的作用，並調整自律神經。喝水不僅能促進腸道蠕動，有望改善便祕問題，還能增加食慾，消化也能更順利。此外，晚上睡覺時無法攝取水分，早上身體會處於脫水的狀態（體內水分不足）。脫水時身體會出現乏力、頭暈等症狀，請務必攝取水分。

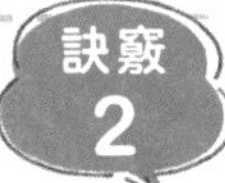

早上要慢條斯理地行動

早上的行為對於保持自律神經穩定地度過一天相當關鍵。早上睡到最後一刻，匆忙地準備、出門，內心感到慌張或煩躁，會刺激交感神經不停地工作，使自律神經紊亂。如果能夠慢條斯理地度過早上，白天交感神經會確實工作，讓人充滿活力地度過一天；到了晚上，副交感神經也會正常工作，幫助熟睡。

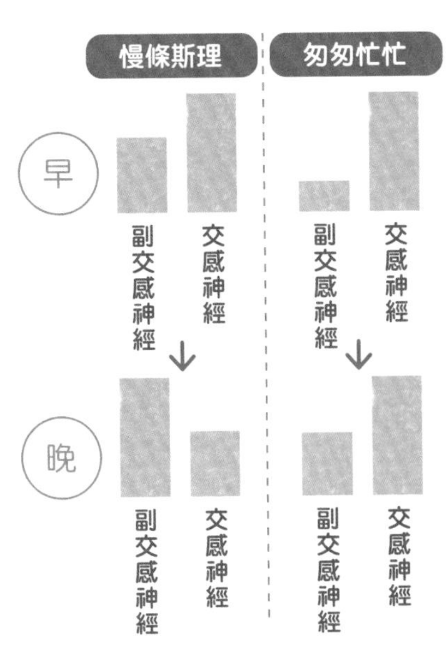

21

就寢時間早自我評價高；就寢時間晚容易感到煩躁

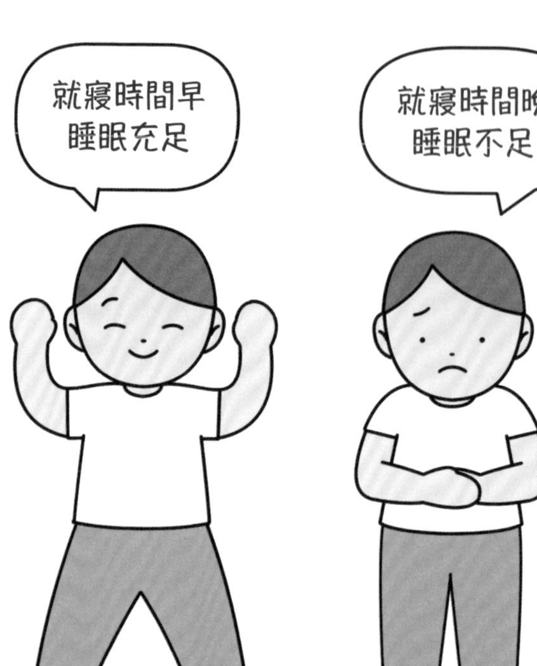
就寢時間早
睡眠充足
就寢時間晚
睡眠不足

自我評價和睡眠時間有關

數據顯示，就寢時間早自我評價會比較高。根據日本文部科學省的調查，睡眠時間大多會隨著年級上升而「不足」，以高中生為例，其中有31．5％的人回答不足。此外，針對平日的就寢時間與「喜歡自己」之間的關係進行詢問，得到的結果是小學生和國中生普遍愈早就寢的人，愈多人「認同這個關係」；另外，還得到就寢時間愈晚「明明沒什麼事卻很煩躁」的比例就愈高的結果。由此可知，可能與自律神經紊亂有關。

「晚睡晚起」自律神經紊亂

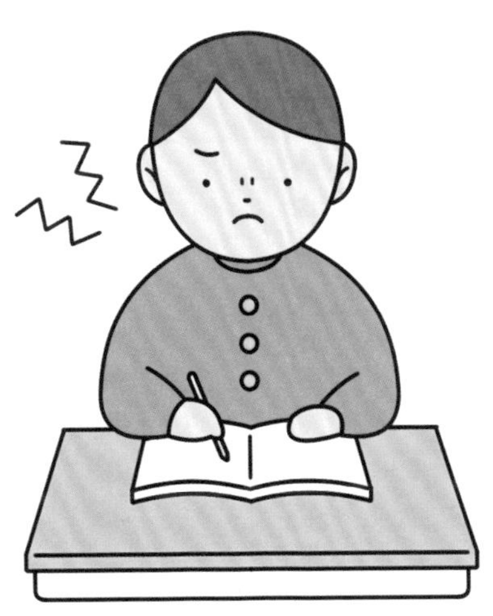

即便睡眠時間看起來已經足夠，但是睡得晚起得晚，也就是「晚睡晚起」的人，會比較淺眠，所以無法靠睡眠消除疲勞。即便早上起床也會心情不好，感到煩躁。此外，起床的時間太晚，沒辦法晒到足夠的陽光，血清素就無法分泌，之後褪黑素也不會分泌，進而導致自律神經紊亂。因此，請改善「晚睡晚起」的生活，養成「早睡早起」的習慣。

全家都早睡早起

自律神經沒有紊亂，晚上卻沒辦法好好睡覺的人，也許是因為睡在光線明亮的房間裡。藉由早上晒太陽，晚上會分泌褪黑素，使人感到睏倦，不過褪黑素會受到明亮光顯的影響，進而停止分泌。因此，建議晚上睡覺的時候關燈，不要讓任何一絲光線照入房間。即便關了燈，家人晚歸時，也可能會有光線進入房間。因此，最好是全家一起養成早睡早起的習慣，這樣才有助於調整自律神經。

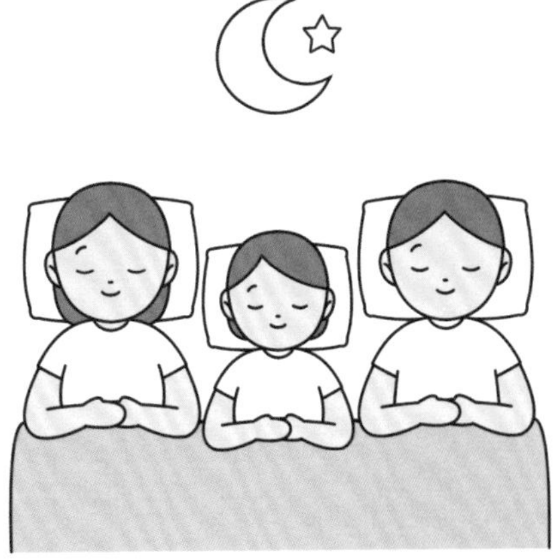

假日補眠會造成反效果

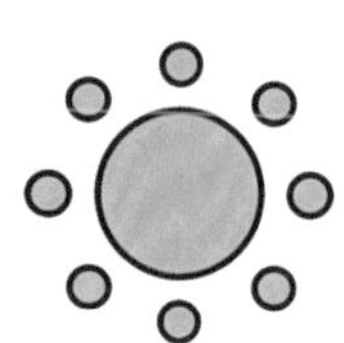

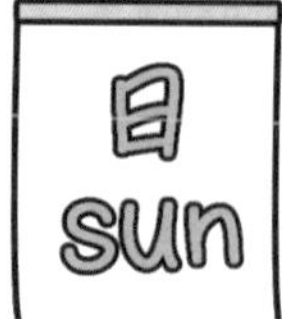

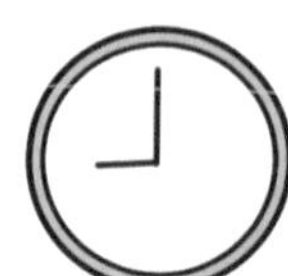

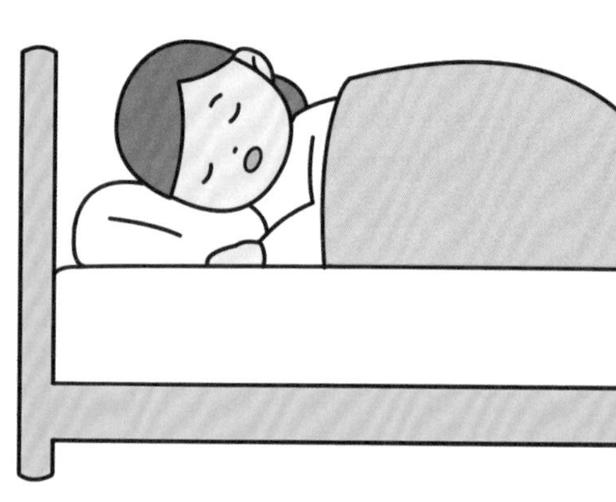

睡眠失去規律
會使睡眠品質下降

各位是否有過這樣的經驗呢？覺得平時都那麼努力起床了，假日就要多睡一點，結果星期天明明睡很久，星期一卻依然感到倦怠。

假日多睡並不表示其他日子不睡覺也沒關係，相反地，如果在假日睡太多，平日的睡眠品質反而會下降。

之所以會有這樣的結果，是因為平日和假日的睡眠規律不同。身體會認為兩者之間的偏差為時差。這就是所謂的「社交時差（Soical Jetlag）」。

何謂社交時差？

平日因為要上學準時起床，但假日總是會不小心睡太晚，錯過晒太陽的時間，導致平日和假日的就寢和起床時間產生偏差，這就是所謂的社交時差。如下圖所示，平日和假日睡眠的中間時間差，就叫做「社交時差」，此差距愈大，體內的規律愈容易出現混亂。

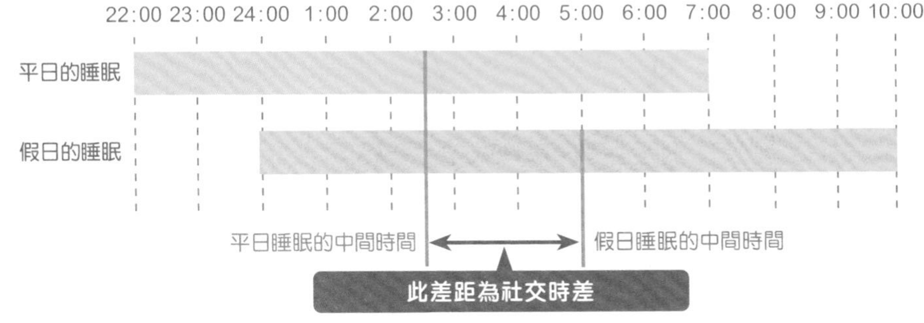

訣竅
2

假日也要充滿活力地起床

只是假日兩天多睡一點，生理時鐘就會受到影響，一旦出現偏差，就需要花費時間來恢復。有時睏倦感和白天的疲勞感甚至會持續到下週的前半週。為了避免社交時差，盡量不要改變就寢和起床時間。即便是假日，也要精神飽滿地起床晒太陽光，確實吃早餐。

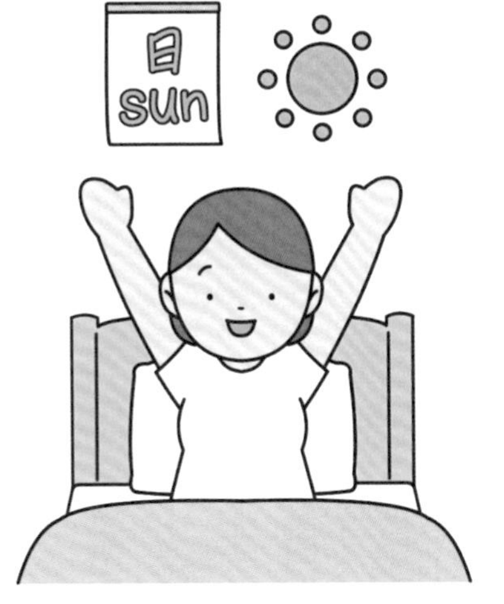

避免攝取過多刺激交感神經趕走睡意的咖啡因

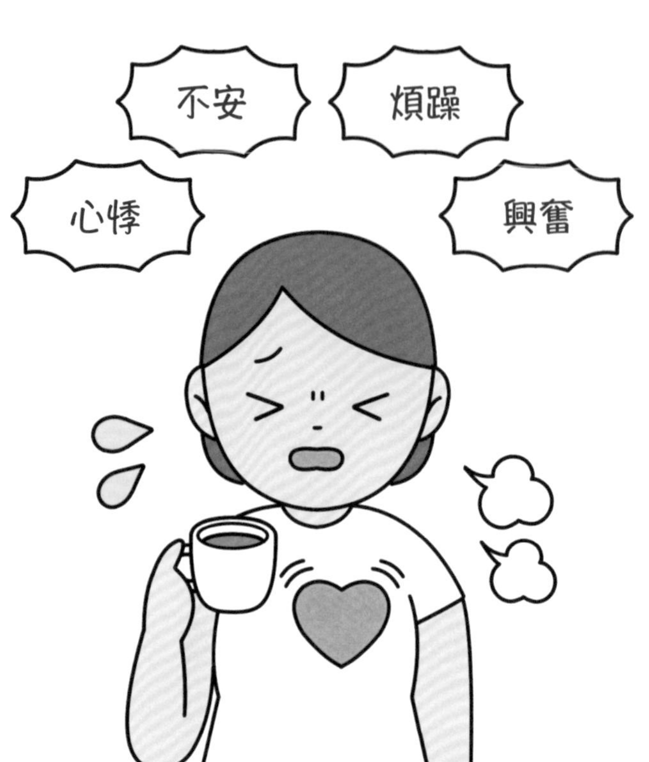

能量飲料也含有大量咖啡因

有些人可能為了消除睏倦感而喝咖啡。為什麼咖啡具有這樣的效果呢？是因為阻斷了掌管睏意的物質「腺苷」。

因此，攝取咖啡因有時會妨礙晚上的睡眠。除此之外，咖啡因還有刺激交感神經的作用，可能會導致出現心悸、興奮、煩躁、不安等症狀。高咖啡因飲品，除了常見的咖啡和紅茶外，必須注意有些能量飲料也含有大量的咖啡因。

留意能量飲料

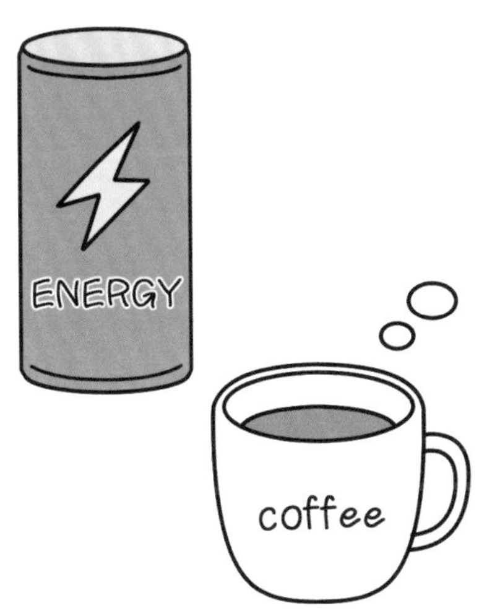

一杯咖啡（10克咖啡粉、熱水150毫升）的咖啡因濃度為90毫克。能量飲料根據產品，每100毫升的咖啡因濃度為32到300毫克。過量攝取咖啡因，會刺激中樞神經系統，進而危害健康，例如暈眩、心跳加快、興奮、不安、顫抖、失眠、腹瀉、嘔吐等。此外，如果咖啡因中毒，還會出現興奮、煩躁、頭痛、胸痛等症狀。而且咖啡因還會產生依賴性，要注意不要攝取過量。

約要花費4小時效果才會減半

加拿大衛生部規定，健康的成人每天咖啡因攝取量不得超過400毫克（約3杯馬克杯）；10到12歲最多85毫克；13歲則是看體重，每一公斤至多攝取2.5毫克。咖啡因的效果在攝取後的30分鐘到2個小時最為顯著，據說大約需要花費2到8小時效果才會減半。因此，傍晚後盡量避免攝取咖啡因。

攝取咖啡因

30分鐘到2小時內
效果最顯著

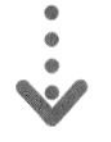

2到8小時後
效果減半

Column 02

何謂憂鬱星期一

我想大部分的人都有過這樣的經驗：終於結束忙碌的平日，週末與家人出門或是和朋友一起玩樂，度過愉快的時光後，一想到明天又要去上學，就會感到憂鬱或提不起勁。我們稱這個現象為「憂鬱星期一」。

不僅僅是因為禮拜一又要開始上學帶來的壓力，P56介紹的「社交時差」也是一大因素。假日睡懶覺或是多睡一點，身體的規律就會紊亂。

如此即便睡得再多，睏倦感和白天的疲勞感還是會從週一就開始增加，身體狀況也會受到影響，使人感到憂鬱。

Part 3

調整
自律神經的
飲食療法

24

東洋醫學的飲食療法有助於預防自律神經紊亂

培養不生病的身體

在東洋醫學中，有一種概念是利用個人的自然治癒能力來恢復健康，即以「中藥」為藥物，與為了改善體質藉由針灸來治療，以及用現代營養學為基礎製作的健康料理。因為是「預防生病」，又稱「預防醫學」。東洋醫學認為要從生活習慣，例如飲食、運動、充足的睡眠等，來培養不易生病的健康身體，這個概念非常適合用來調整自律神經。其中，養成健康不生病體質的飲食就是所謂的飲食療法。

氣、血、水

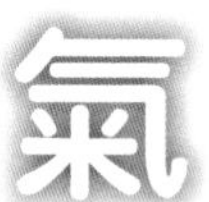
氣
生命活動的根源
活動能量
自律神經

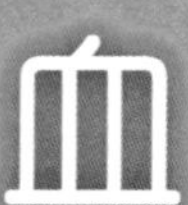
血
培養身體的元素
水
（津液）
滋潤身體的元素

東方醫學認為，人類的身體是由氣、血、水3種元素所組成。只要有其中一種元素不足，身體就會出現不適症狀。可以利用飲食療法、按壓穴道或中藥來調養、恢復。

何謂東洋醫學①陰陽五行學說

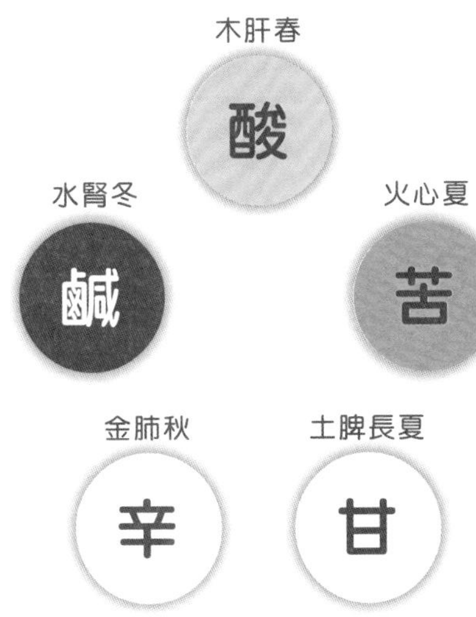
木肝春
酸
水腎冬
鹹
火心夏
苦
金肺秋
辛
土脾長夏
甘

東洋醫學將包括我們人類在內的自然界，以「陰陽五行」為基準進行分類。陰陽代表太陽與月亮、早上與晚上、熱與冷等必須維持、調和兩者平衡的事物，最好的狀態是取得兩者的平衡。自律神經的交感神經和副交感神經保持平衡，也是「陰陽平衡的良好狀態」。所謂的五行是指將事物分為5種來表示，例如季節分為「春、梅雨、夏、秋、冬」；以食材的特徵分為「綠、紅、黃、白、黑」5色。

何謂東洋醫學②五味

東洋醫學以醫食同源的想法為基礎，根據味道將食物分為「酸、甘、辛、苦、鹹」5種，並稱之為五味。這代表食材本身的味道也分為5種。五味的功能如右圖所示。

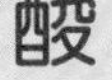 酸	促進唾液分泌，並且具有繃緊身體的作用。
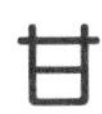 甘	有助於腸胃蠕動，改善虛弱體質，同時也能增進食慾。
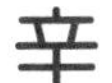 辛	促進身體流汗，使血液和津液於體內循環。
苦	調解水分代謝，防止水腫，排出多餘水分。
鹹	味道是鹹味的食物，可用來保存、軟化食材。

當季推薦食材

自然界的規律變化

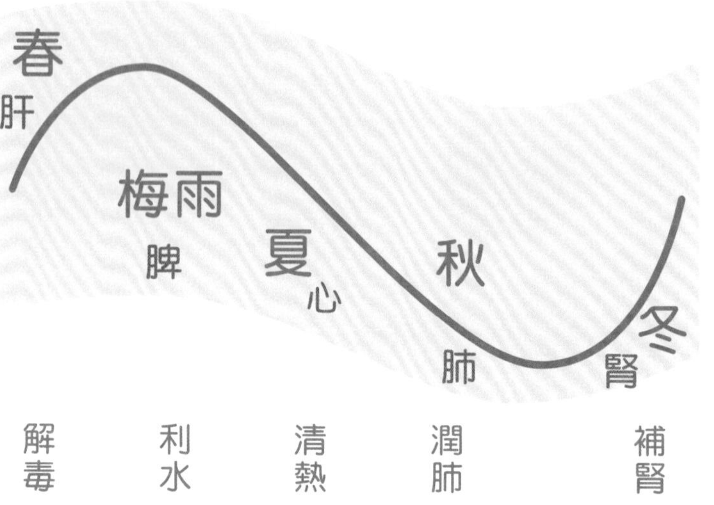

東洋醫學中的自然界規律的變化為，從春天到梅雨季節，體內的各種作用會提高，從夏天到冬天則會逐漸降低。

配合當季的困擾來攝取食材

東洋醫學的「養生」是指健康地過著每一天。適當的運動與充分的睡眠，打造活力滿滿的身體，稱為「身體療法」；放鬆身體，保持自律神經平衡稱為「心理療法」。

透過攝取食物來培養健康身體則稱為「飲食療法」。當身心都很健康，就代表已經達到養生的目的。

接下來要介紹預防、改善各季節的煩惱與不適的推薦食材。

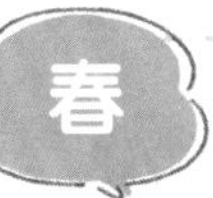

解毒

春天是排毒的季節，冬天下降的新陳代謝會在春天回升。建議攝取改善腸胃功能以及活化肝功能的食材，例如高麗菜、馬鈴薯等。

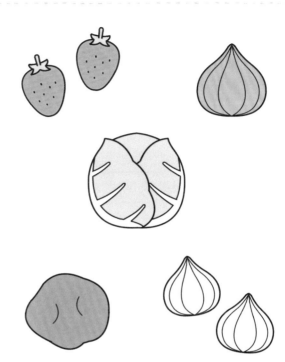

春天常見食材

高麗菜	提高腸胃功能。
馬鈴薯	改善消化不良與胃痛。
洋蔥	有效預防生活習慣病。
筍子	利用整腸作用促進排泄。
萵苣	消除燥熱感，促進水分代謝。
蒜頭	緩解疲勞、有助於血液流動。
櫻桃	改善食慾不振、手腳冰冷。
草莓	含有豐富的維生素C，有養顏美容的效果。
蛤蜊	止痰化咳，還能夠調節腸胃。
岩魚	預防動脈硬化。

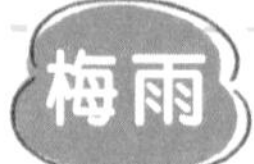

梅雨

利水

梅雨季節雨天多、溼度高，一般認為是利水的季節。身體代謝水分的功能會減弱，容易水腫。建議多攝取玉米、櫻桃等能夠提高水分代謝、改善水腫的食材。

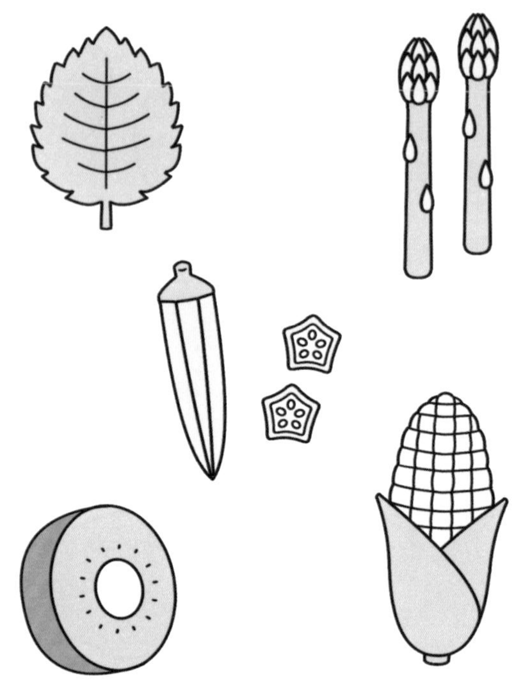

梅雨季常見食材

蘆筍	預防夏季倦怠，提高利尿作用。
紫蘇葉	解毒效果超群。
毛豆	幫助消化，保持腸胃健康。
黑木耳	滋養強健、解決肌膚問題。
玉米	大幅改善水腫、便祕。
秋葵	黏稠的成分能夠提高免疫功能。
櫻桃	幫助腸胃蠕動、代謝水分。
奇異果	含有豐富的維生素C，有助於緩解眼睛疲勞。
鰹魚	補給營養，增強體力。
竹筴魚	抗老化、預防老化。

夏

清熱

身體的食材。在冷氣房容易手腳冰冷的人，建議攝取以梅子醃過的紫蘇等溫性的食材。

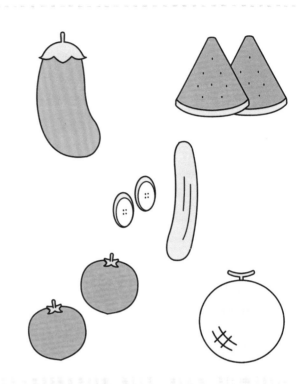

夏季常見食材

小黃瓜	預防夏日倦怠，提高利尿作用。
苦瓜	苦味成分有助於改善夏日倦怠。
番茄	幫助消化，有助於維持腸胃健康。
茄子	降低體內溫度，避免上火。
玉米	大幅改善水腫、便祕。
梅子醃紫蘇	辣味能夠溫暖身體，預防感冒。
哈密瓜	緩解壓力和煩躁感。
西瓜	解熱、改善水腫。
鰹魚	補給營養，增強體力。
竹筴魚	抗老化、預防老化。

潤肺

為了應對寒冷的冬天，應順氣、養肺。此外，冬天較為乾燥，建議多吃梨子等具有滋潤效果的食材。

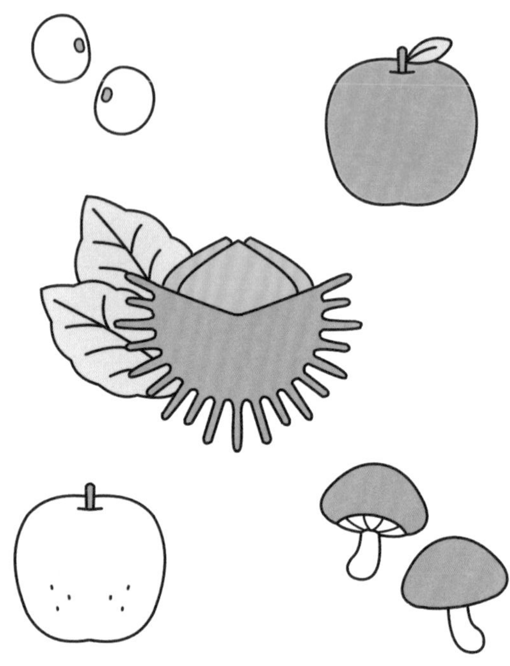

秋季常見食材

米	身體的能量來源。
番薯	有便祕和高血壓問題的人要多吃。
鴻喜菇	含有豐富的膳食纖維，有助於預防生活習慣病。
香菇	有助於預防生活習慣病，含有豐富的礦物質。
栗子	改善老化帶來的問題。
大豆	有效預防生活習慣病。
蘋果	調整腸胃功能。
梨子	滋潤肺部，止咳化痰。
鯖魚	活化大腦，使血液流動更順暢。
秋刀魚	含有豐富的維生素B12和鐵質，可預防貧血。

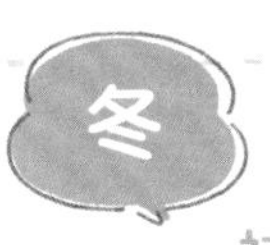

補腎

冬天是一年中最寒冷的季節，要注意攝取能夠溫補身體的食物。也建議多食用能夠促進血液循環，預防貧血的食材，例如紅蘿蔔、菠菜、鰤魚等。

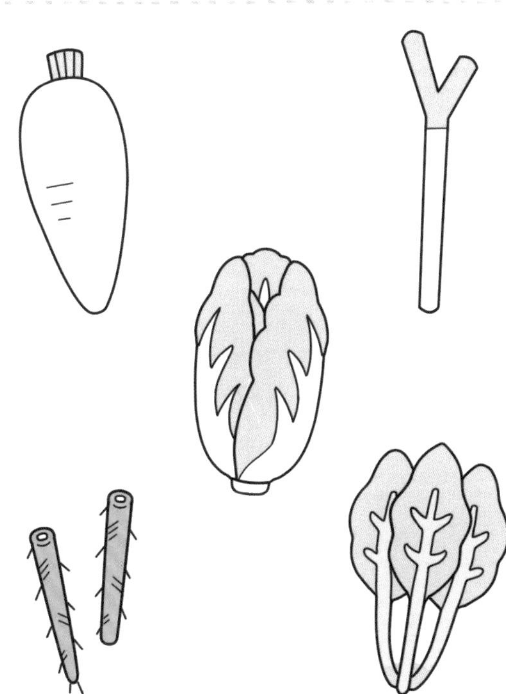

冬季常見食材

白蘿蔔	改善腸胃不適、緩解喉嚨痛。
牛蒡	膳食纖維有助於整腸。
紅蘿蔔	製造血液，改善貧血、夜盲症。
大白菜	調整腸胃、解決肌膚粗糙的問題。
菠菜	預防貧血、感冒、便祕。
蔥	促進發汗，預防感冒。
橘子	增進食慾、含有大量維生素C。
柚子	當作調味料使用有助於增進食慾。
鰤魚	有助於預防生活習慣病與貧血。
鮪魚	恢復體力、防老化。

Column 03

何謂東洋醫學

西醫將身體的症狀視為是單一臟器，例如心臟或肺等的問題，並針對臟器進行單獨治療，相反地，東洋醫學以獨創的方式來看待身體的症狀。東洋醫學認為各臟器相互連接，因此治療每個症狀時，都會當作是整個身體的問題。

如果將疾病分為臟器疾病（臟器本身有問題）與功能性疾病（臟器的工作方式出問題）兩種，可以說西醫擅長應對臟器疾病，東洋醫學則是在應對機能性疾病方面更優秀。自律神經的症狀大多為功能性疾病，一般來說以東洋醫學的角度來治療效果會更顯著。

東洋醫學也很擅長治療只是身體不佳，尚未到生病程度的狀態。

東洋醫學利用氣、血、水和陰陽五行等方法掌握身體狀態後，以中藥或針灸進行治療，本書介紹的飲食療法也是東洋醫學重要的治療方式之一。此外，還有一種名為推拿的東洋醫學按摩法。

Part 4

調整
自律神經的
基本
生活習慣

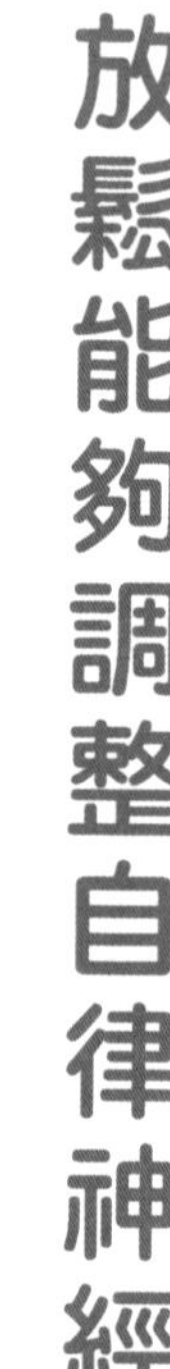

放鬆能夠調整自律神經

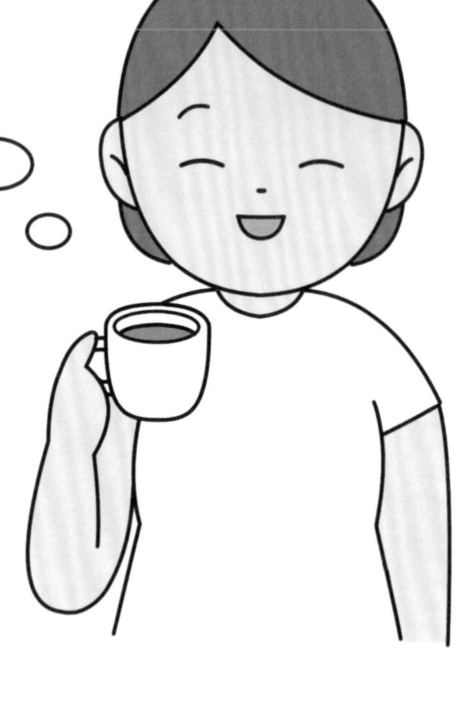

提高自我肯定感，就能戰勝新的挑戰

當與志同道合的朋友或家人相處或是待在喜歡的地方時，就能夠放鬆度過這段時間。即便實際上並不是在那樣的情境下，只要想像便能感受到同樣的心情和感覺。閉上眼睛深呼吸，想像愉快的回憶，身體的感受就會發生變化，例如感到溫暖、輕盈等。沉浸在那種感覺中，情緒會穩定下來，身體會感到放鬆，就能夠調整自律神經。另外，感受到此安心感，有助於產生自我肯定感。只要提高自我肯定感，面對新的挑戰也能夠成功跨越。

挑戰的關鍵是自我肯定感

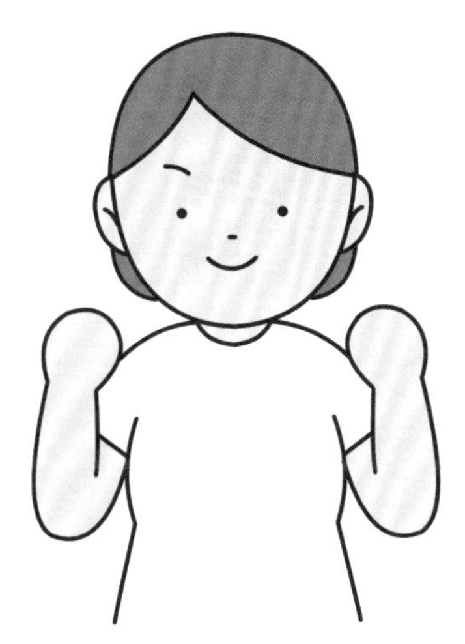

所謂的自我肯定感是一種能夠抱持著「我一定可以的」、「一定能夠解決」想法的能力，並認為自己的存在有價值。自我肯定感可以透過與家人和朋友相處的安心感，或是自己的特長受到讚美時獲得。是一種在學校和社會中與他人來往時的重要能力。在必須面對新挑戰時，哪怕只是想著「我可以做到」，就能夠鼓起勇氣面對挑戰。

準備獎勵促使集中精神在討厭的唸書上

沒有動力的時候，最好設定一個容易達成、令人期待的目標，例如「專心唸書兩個小時，就能夠休息吃餅乾」、「得到好成績，就買自己喜歡的東西」等。如此大腦就會分泌一種名為多巴胺的激素，使人感到興奮，並打起精神。此外，多巴胺的分泌量增加，專注力會提高，效率也會更好。心情愉悅的時候，能夠一邊享受一邊挑戰各種事物。

進入青春期身心會處於不穩定的狀態

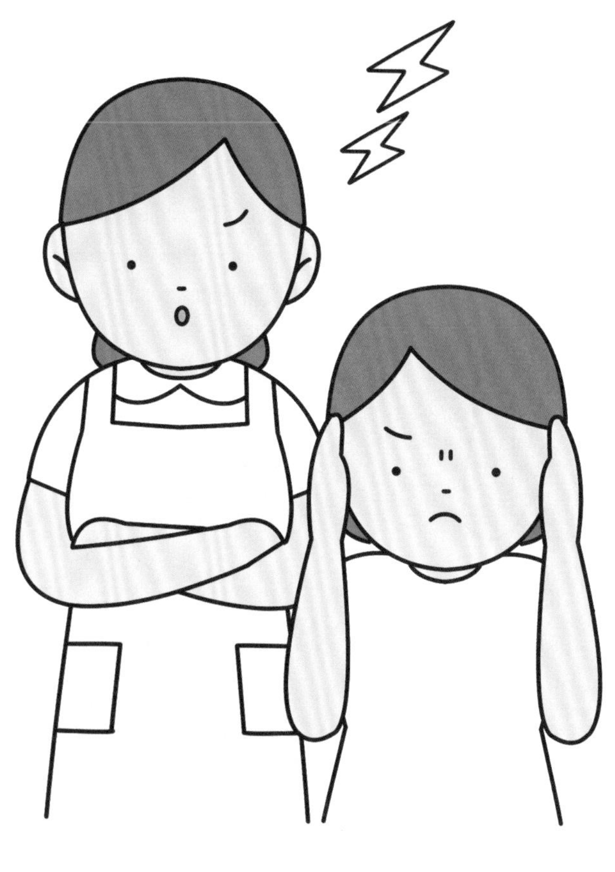

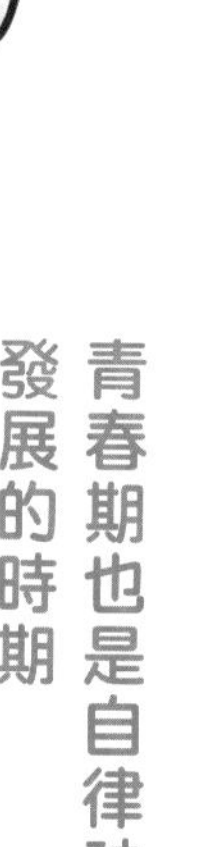

一般來說，青春期大約從11歲開始，一直持續到18歲左右。在這段期間，身邊的人會把自己當成孩子看待，但另一方面又會說「你已經不是孩子了」，而且心理的成長跟不上身體的成長，導致任何人都會陷入不穩定的狀態。

再加上，在孩童時期，交感神經較為活躍，但隨著年齡增長，副交感神經的作用會愈來愈強烈。青春期剛好是自律神經交替的時期，因此自律神經容易失衡。感到煩躁的時候，要理解青春期的不安情緒也會影響自律神經。

接受青春期

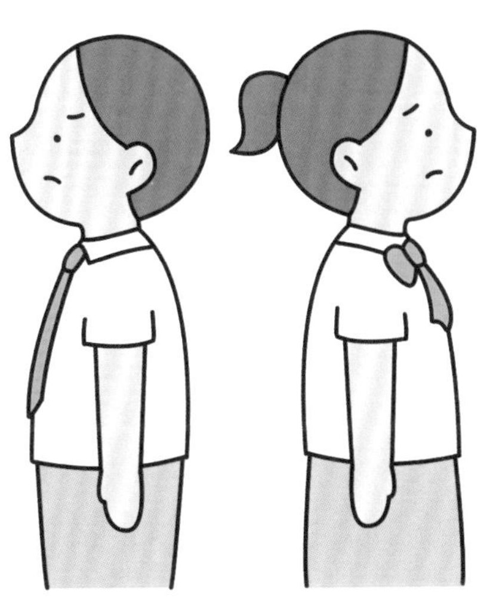

許多人在青春期時會進入叛逆期，會不想和父母對話、不想和父母一起吃飯，以及不想讓朋友看到自己和父母在一起等。這是很自然的發展，每個人都會遇到這種情況，我們會在反覆與父母拉開距離、縮短距離，以及不斷地反抗父母的過程中找到理想的距離感，逐漸離開父母自立。或許各位會覺得很難做到，不過最好的方式是積極接受身心的變化，逐步面對這些變化。

青春期常見的身心症狀

除了與自律神經有關的身體不適和症狀外，青春期也是面對從父母身邊自立的不安情緒和矛盾心情，以及至今從未經歷過的問題，例如升學和未來規劃等的時期，因此，往往會出現一些身心症的症狀。身心症是指頭痛、腹痛等身體症狀，因為受到壓力影響而惡化。青春期常見的的身心症有起立性調節障礙（P28）與腸激躁症（P32），之前已經介紹過這兩者，以下要說明的是偏頭痛和飲食障礙症（Eating Disorder）。

①偏頭痛

造成偏頭痛的原因有許多種，但也有人認為是自律神經過敏等。相信有不少孩子累積了大量的疲勞，建議先從確保充足的睡眠開始著手。

②飲食障礙症

飲食障礙有各種類型，例如在意外貌、體重而不吃飯（厭食）；吃太多（暴飲暴食）嘔吐；害怕吐出來而不吃飯。如果有任何在意的事情，可找家人或朋友聊一聊。過度執著外貌和體重時，請盡快去看醫生。

避免自律神經紊亂的生活用品

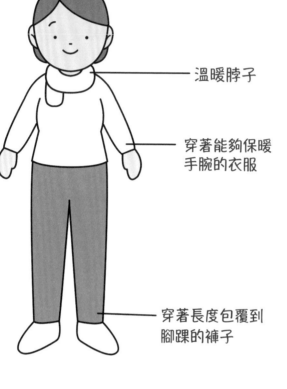

溫暖脖子

穿著能夠保暖手腕的衣服

穿著長度包覆到腳踝的褲子

溫暖3處
防止身體感到冰冷

身體因為感到冰冷而痛苦是因為血液循環不良。血液循環由自律神經進行調節，當自律神經失衡時，血液循環會受到影響，進而使人感到身體冰冷。

要溫暖身體，建議溫暖粗血管經過的3個主要部位：脖子、手腕、腳踝。冬天寒冷的時候，不僅脖子要圍上圍巾，還要穿著能夠包覆到腳踝的襪子。

此外，罹患起立性調節障礙的人，要調整自律神經，推薦可穿著壓力襪或加強型束腹帶。

肚圍避免腹部著涼

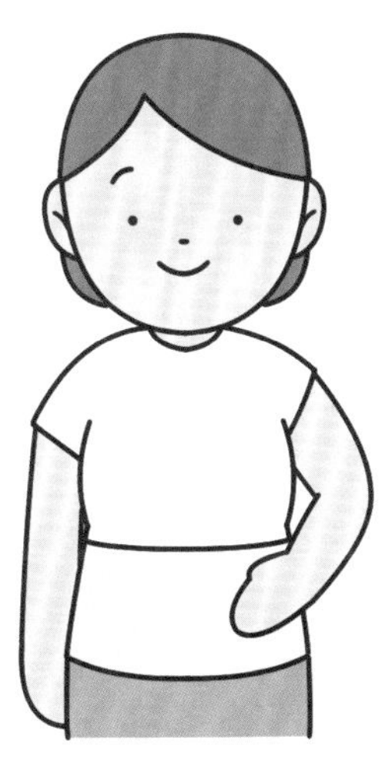

身體感到冰冷是血液循環不良所致。腹部周圍的體溫降低時，血液循環會變差，自律神經的作用也會減弱。不僅會發冷，還會出現腹瀉、便祕等症狀。肚圍是溫暖腹部和腰部周圍的用品，藉由溫暖身體的中心部位，提高體溫，促進血液循環。

壓力襪改善血液循環

青春期常見的疾病為「起立性調節障礙」，會使人在站立時會感到頭痛、暈眩、倦怠感等。站立時血液難以流到上半身，導致低血壓、大腦血流量下降，進而出現症狀。相對地，穿著壓力襪或加強型束腹帶，會讓血液較容易流向上半身，緩解站立時的症狀，輕鬆地度過必須長時間站立的時候。

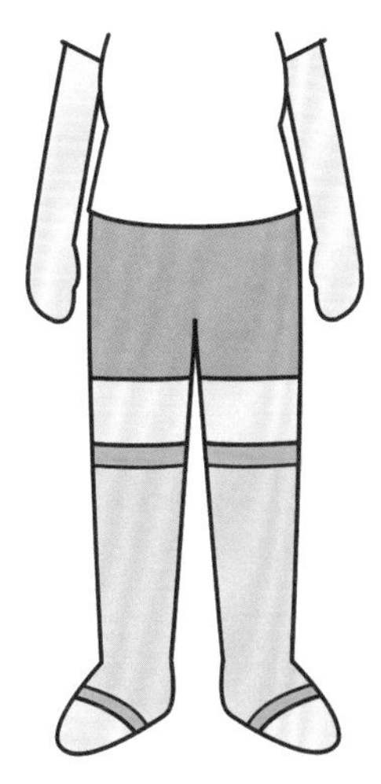

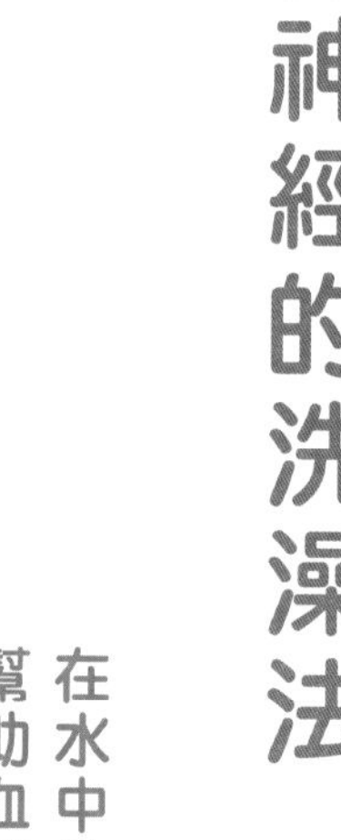

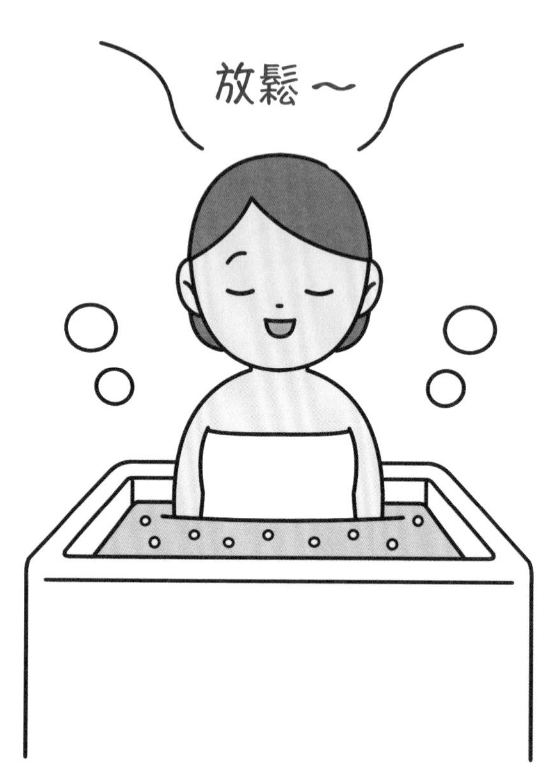

泡澡可以使人放鬆，消除一天的疲勞，而且只要再稍微下點功夫，還能夠調整自律神經。

首先要先留意泡澡的時間，請勿在準備睡覺前泡澡，最好跟就寢時間隔1個小時以上。人在體溫下降時會感到昏昏欲睡，剛泡完澡時的體溫很高，所以很難馬上入睡。泡澡後經過1個小時，自然就會產生睡意。

在泡澡時添加含有碳酸的入浴劑，二氧化碳的氣泡（二氧化碳氣體）會促進血液循環，提高身體的溫度。

悠閒地泡在溫水中

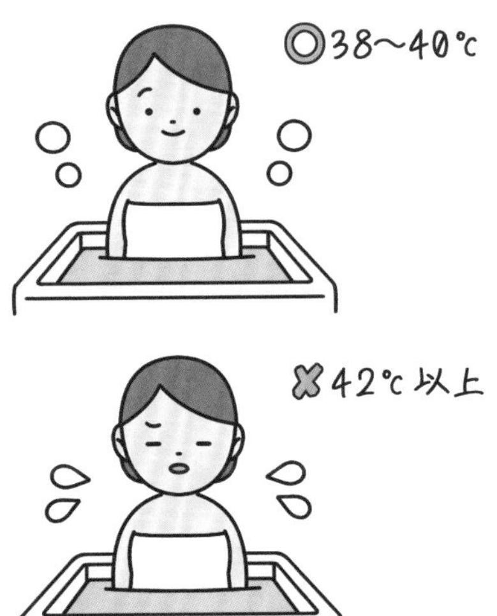

泡澡時要用溫水而不是熱水。如果水溫超過42度，會刺激交感神經，使人進入興奮狀態。相反地，悠閒地泡在39至40度的溫水中，副交感神經就會啟動，使血壓下降、放鬆肌肉、活化腸胃，而且有助於放鬆身心，提高睡眠品質。不過泡澡的時間過長，會過度出汗，引起脫水症狀或是增加疲勞，因此推薦泡20至30分鐘即可。

單純沖澡無助於放鬆

忙碌的時候，往往只會沖個澡就結束，然而，沖澡無法放鬆身心，交感神經會繼續保持活躍的狀態。建議晚上洗完澡後盡量撥空泡澡。相對地，早上一直昏昏欲睡無法清醒時，泡個熱水澡或是沖澡，可以刺激交感神經，切換成清醒模式。

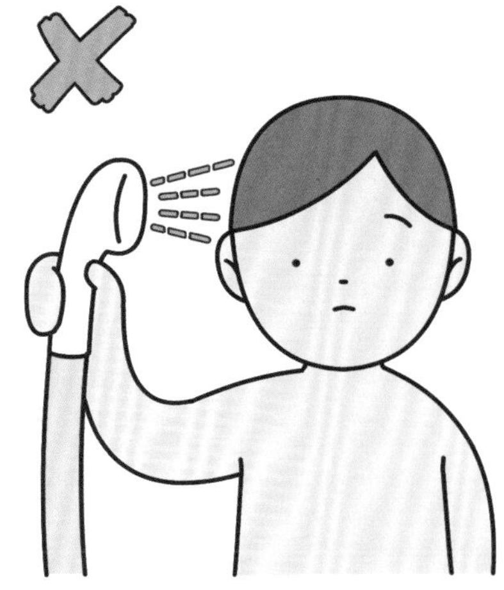

大笑能夠調整自律神經、提高免疫力

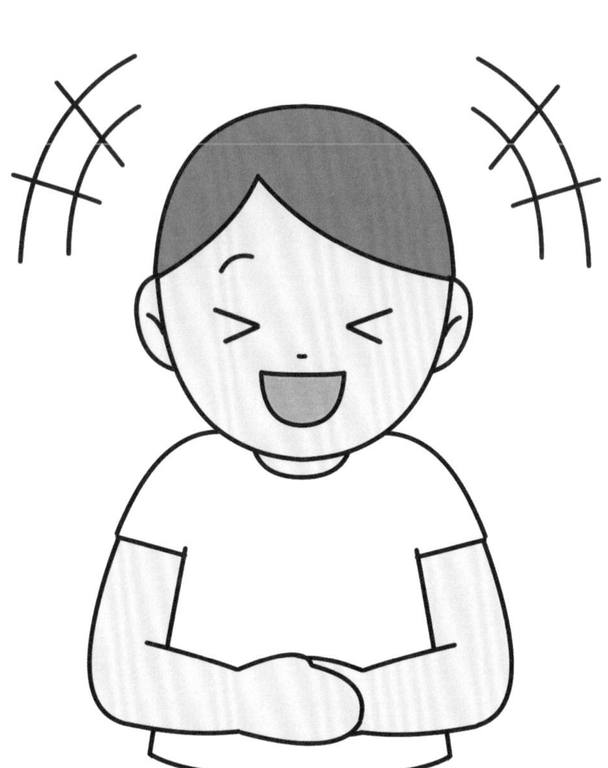

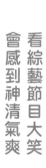

看綜藝節目大笑會感到神清氣爽

即使遇到痛苦或悲傷的事情，只要和朋友互相開開玩笑、打開電視看綜藝節目或是一些有趣的影片，藉此開懷大笑，就能消除鬱悶，使心情感到舒暢。

如果一直抱持著不愉快的情緒，會累積壓力，進而使自律神經紊亂。不過，只要露出笑容笑一笑，自然而然地就能感到放鬆，並有助於調整自律神經。

目前得知，笑還能夠提高免疫力，預防各種疾病，因此笑口常開對身體健康有益。

嘴角上揚

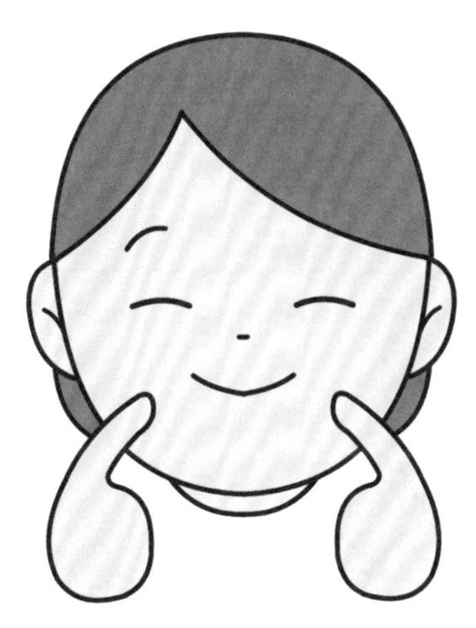

就算無法發自內心地微笑，哪怕是假笑，也要試著微笑，只要做到這個動作，對自律神經就會產生效果。微笑時，嘴角（嘴巴的兩側）會自然地上揚，就算覺得不有趣，也要試著揚起嘴角。如此臉部肌肉就會放鬆，促進血液循環，舒緩緊繃的感覺。此時，副交感神經會產生作用，調整自律神經，臉色和心情也會變好。

適當地發洩情緒

對自律神經有益，並不代表必須一直保持微笑，不可以哭泣或憤怒。避免抑情感，而是讓各種情緒在內心發酵，從而使人採取不同行動，或是成為激發下一步的動力和生活的能量。偶爾發洩憤怒和悲傷的情緒，刺激自律神經，能夠更順利地控制情緒。

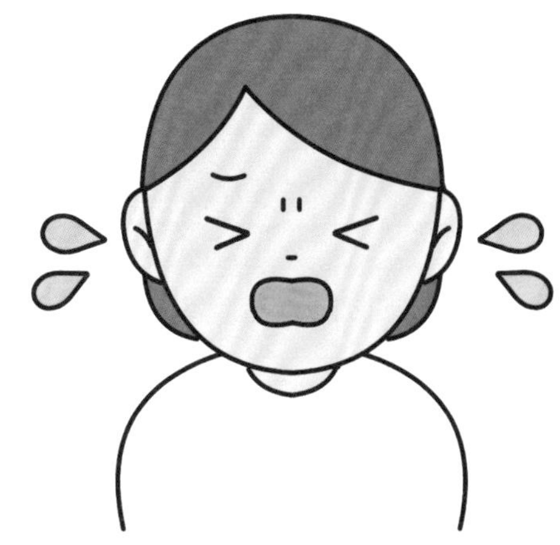

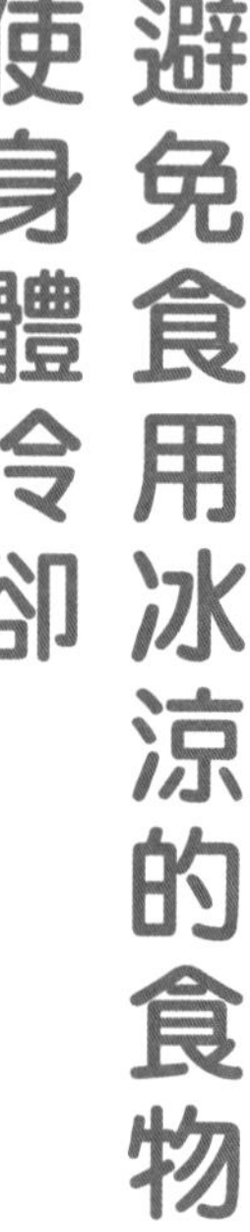

避免食用冰涼的食物使身體冷卻

冰涼的食物會使體溫下降、自律神經紊亂

炎熱的夏天會使人不小心吃太多冰淇淋。冰淇淋的確相當美味，但吃太多會使體溫降低。體溫也是由自律神經調節，因為冰涼的食物而使體溫下降，會導致自律神經紊亂。一般認為，最適宜的體溫是37度上下，在這個溫度下身體能夠靈活活動。體溫下降，身體會難以活動，影響腸胃蠕動，消化功能也會減弱。因此，必須注意不要吃太多冰涼的食物。也有人為了保持體溫，飲用40度以上的溫水。

注意冰冷的食物

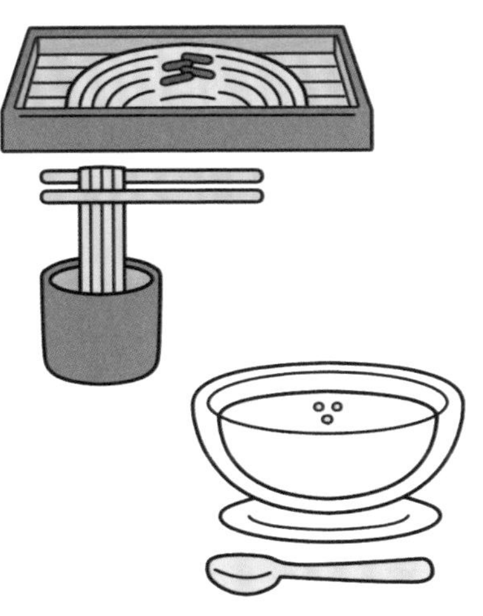

夏天的炎熱會使人食慾不振，往往只會吃一些冷食，例如，冷湯、蕎麥麵、素麵等。這些食物也會使體溫降低，要注意不要攝取過多。如P64所介紹，使用當季的食材製作溫熱的食物，有助於調整自律神經。

果汁的糖分會使血糖升高

冰涼的果汁也不能喝太多，除此之外，喝果汁時也要注意不要攝取過多的糖分。一瓶果汁裡其實放了大量的砂糖，糖分攝取過多，血糖會上升。為了讓血糖下降，身體會分泌一種名為胰島素的激素，使血糖降到比攝取糖分前更低，如此身體又會想要攝取糖分，導致血糖反覆地上上下下。進而刺激交感神經，造成煩躁或注意力下降。

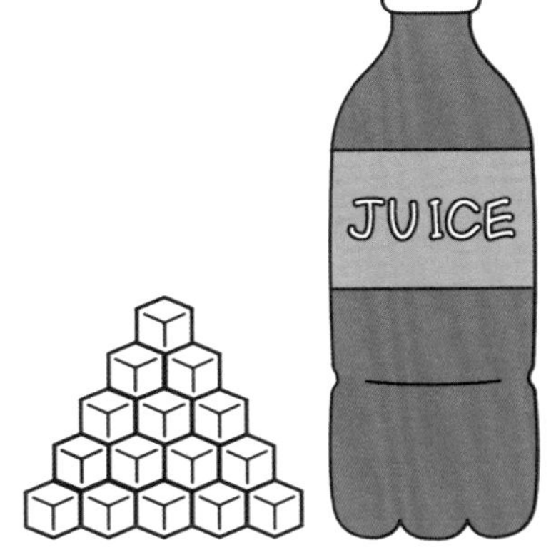

制定愉快的時間表以確保睡眠時間

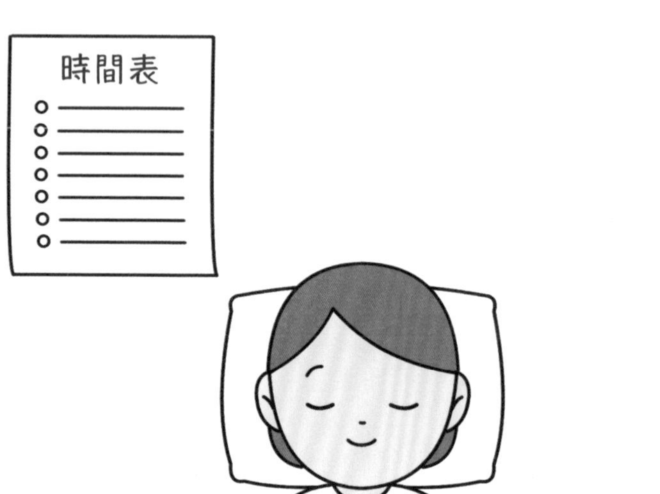

時間表的制定訣竅是搭配相反的活動

放學回家後，因為疲憊小睡了一下，醒來後玩遊戲到晚餐時間。晚餐吃完後看電視，一不小心就已經晚上10點了……相信各位都有這樣的經驗。從晚上10點開始寫作業、洗完澡，一不小心超過12點才就寢，導致睡眠時間減少，感到睡眠不足。為了避免陷入這種情況，建議制定時間表。制定的訣竅是搭配相反的活動，例如，努力後做些開心的事情、動腦後活動身體等。若是加入獎勵環節，有助於交感神經發揮作用，長時間保持動力。

時間表中也要安排快樂的事情

時間表範例

17：00～17：45	唸書
17：45～18：00	玩遊戲
18：00～18：45	讀書
18：45～19：00	幫忙做家事
19：00～20：00	吃晚餐
20：00～20：30	看電視
20：30～21：00	洗澡
21：00～21：15	玩遊戲
21：15～22：00	唸書
22：00～22：30	閱讀
22：30	就寢

制定時間表時，如果只列出必須做的事項，會使人討厭查看時間表，無法打起精神。建議連同快樂事情也排入時間表中，以左表為例，17:00～17:45努力唸書後，17:45～18:00可以玩一下遊戲。因為期待做快樂的事情，就會產生努力的動力。此外，也建議將相反的活動安排在一起，例如完成需要動腦的作業後，做一些活動身體的事情。

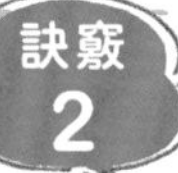

注意避免「一不小心錯過就寢時間」

如果一直拖拖拉拉的，一不小心錯過就寢時間，睡眠時間就會減少，導致自律神經紊亂。如果不能悠哉地泡澡，或是沒有做完作業、做好隔天上學的準備，便無法放鬆身心，隔天就會不想上學。

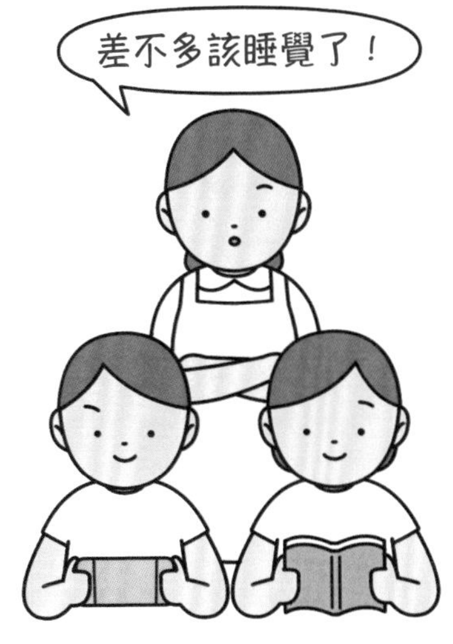

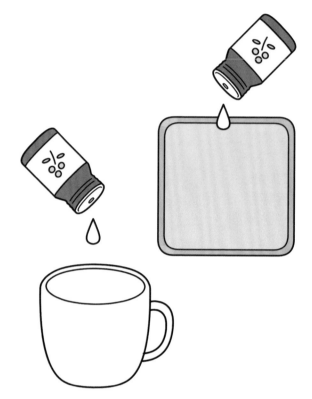

利用芳香療法的香氣放鬆身心

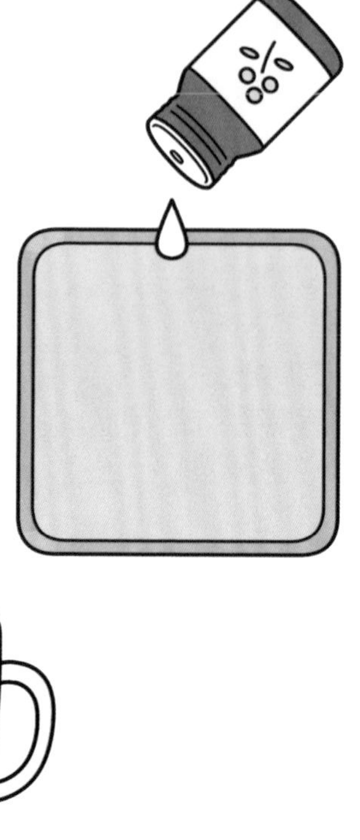

在手帕滴上1滴享受香氣

芳香療法是指利用從植物中提取的精油來享受香氣、放鬆身心、治療疾病或緩解症狀。

不用薰香台或擴香等，只要在手帕、紙巾上或是在杯子裡的熱水中滴1滴精油，輕鬆就能夠享受香氣。也推薦在泡澡時，於熱水中滴個幾滴。

透過芳香的香氣放鬆身心，有助於調整自律神經。

根據症狀推薦的芳香

以下介紹的是針對症狀推薦的精油。
如果有喜歡的味道，不妨試試看。

幫助睡眠	滴1、2滴薰衣草精油在紙巾上放在枕頭邊 ※也可以再滴1滴雪松、果香菊、苦橙
幫助清醒	1滴檸檬＋1滴薄荷
自律神經紊亂時	2滴檸檬草＋1滴苦橙＋1滴檀香
想要鼓起幹勁時	1滴絲柏＋3滴檸檬或是1滴迷迭香＋3滴佛手柑
畏寒	滴3滴檸檬在手帕上，一天深吸5到6次

34 與手機和平板電腦保持良好的距離

眼睛的焦距也是由自律神經控制

在看近處或遠處時，眼睛會在不知不覺中自動對焦。眼睛的焦距調整也是由自律神經控制，看遠處時是交感神經掌權，看近處則是由副交感神經占據優勢。白天如果只盯著近處，即便到了晚上，副交感神經也會持續占據主導地位，使人難以入睡，還會提高近視的機率。配戴眼鏡等矯正度數時也必須注意，如果眼鏡或隱形眼鏡的度數過高，也可能會導致自律神經紊亂。

利用「20-20-20法」來讓眼睛休息

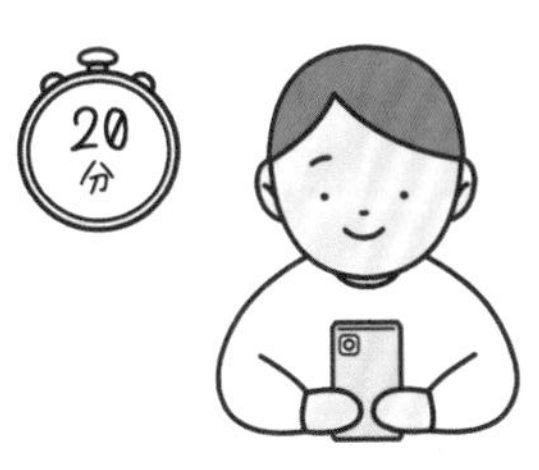

看20英尺（約6公尺）處的事物

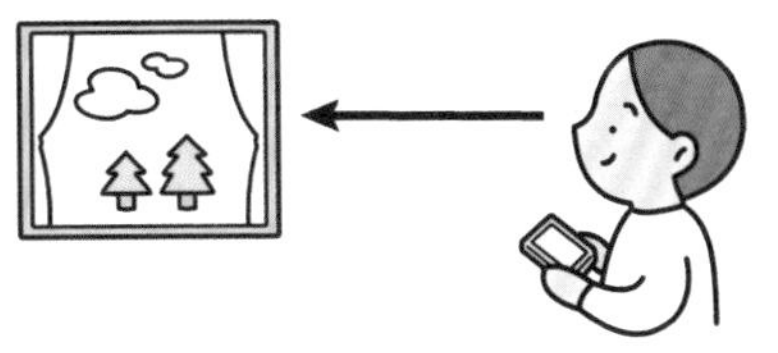

滑手機或平板時，要注意如果長時間、近距離地盯著畫面，很容易會導致近視。盯著距離不到30公分的事物30分鐘以上，眼球會向後伸展，長時間下來，眼球會形成像是橄欖球的形狀，並演變成近視，使人難以看清遠處。要避免近視，美國眼科學會推薦「20-20-20法」。進行的方法為，盯著手機等20分鐘後，看20英尺（約6公尺）處的事物20秒。

訣竅 2

小心「簡訊頸」

經常盯著智慧型手機或平板，導致駝背或運動不足的人，可能會罹患「簡訊頸（text neck）」。人的頸骨一般從側面看是呈現柔和的弧形，然而，看智慧型手機時，頸部會往前傾，使骨頭變的僵直，因而得名。這個姿勢還會造成身體的負擔，例如出現肩膀僵硬、頭痛等症狀。為了視力，在看手機時請保持良好的姿勢，並養成距離螢幕30公分的習慣。

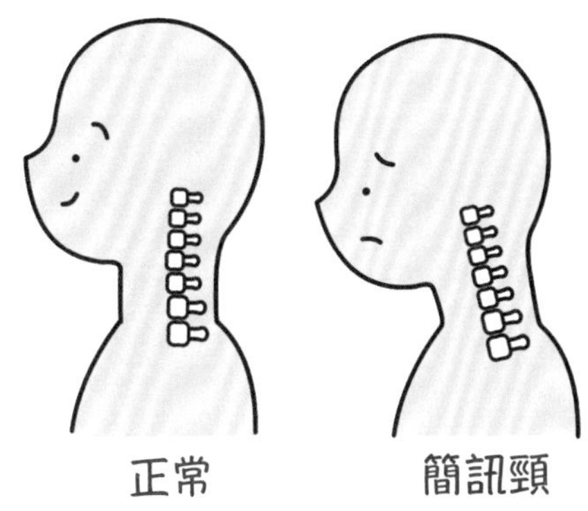

正常　簡訊頸

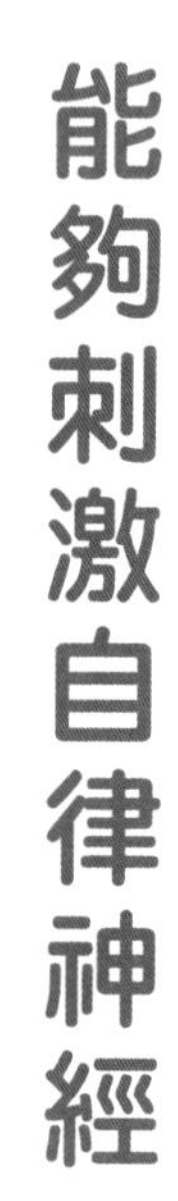

35 聽音樂、唱歌能夠刺激自律神經

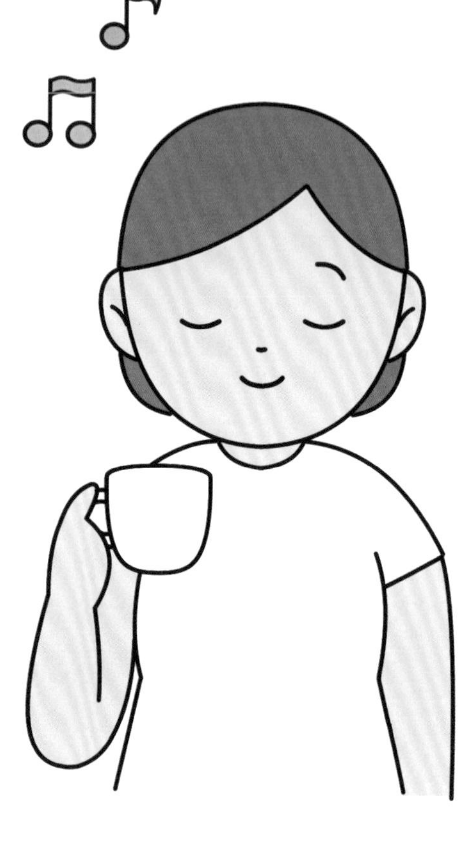

大聲唱歌能夠讓人感到神清氣爽

我們會受到音樂的影響，在聽輕快的音樂時，會情緒高漲，身體跟著擺動；聽古典音樂等壯闊的音樂時，內心會受到震撼，進而放鬆心情。

也推薦利用音樂來調整自律神經，使副交感神經發揮作用，消除煩躁感，從而產生正向的情緒。

高唱喜歡的歌曲也是一個不錯的選擇。在卡拉OK包廂與朋友或家人一起熱唱，心情會感到舒暢。

大自然的聲音會提高副交感神經的作用

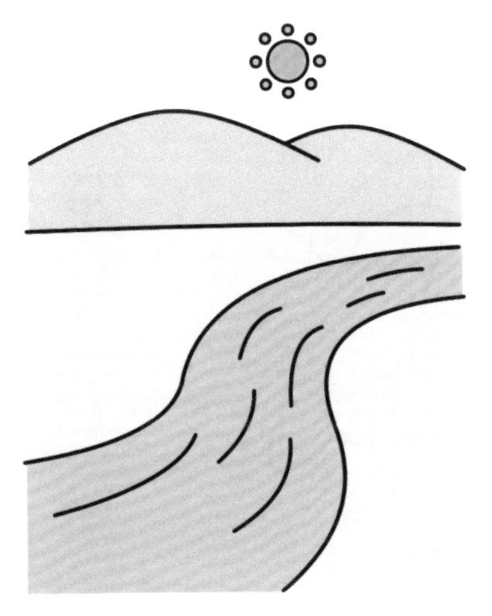

在大自然中聆聽潺潺的流水聲、啾啾叫的鳥鳴聲，會使人心情平靜。儘管大自然的聲音是連續的，但波動並不固定。想要放鬆時，不妨到戶外聽聽大自然的聲音，有助於活躍副交感神經。

大聲唱歌刺激自律神經

人在感到煩躁或有壓力時，呼吸會變淺，交感神經占據主導地位。在唱歌時，會深呼吸發出聲音，自然而然地做出橫膈膜大幅移動的腹式呼吸。腹式呼吸使肺部膨脹時，副交感神經會占據優勢，進而感到放鬆。此外，唱歌可以得到與輕度運動相同的效果，輕微的疲勞感對健康也有益處。

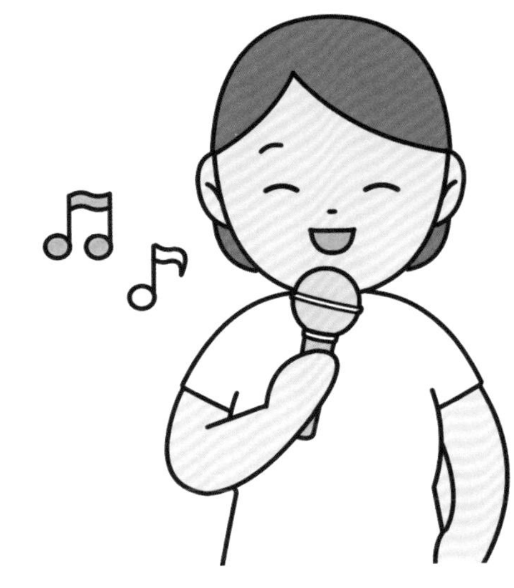

利用日常的輕度運動促進血液循環、調整自律神經

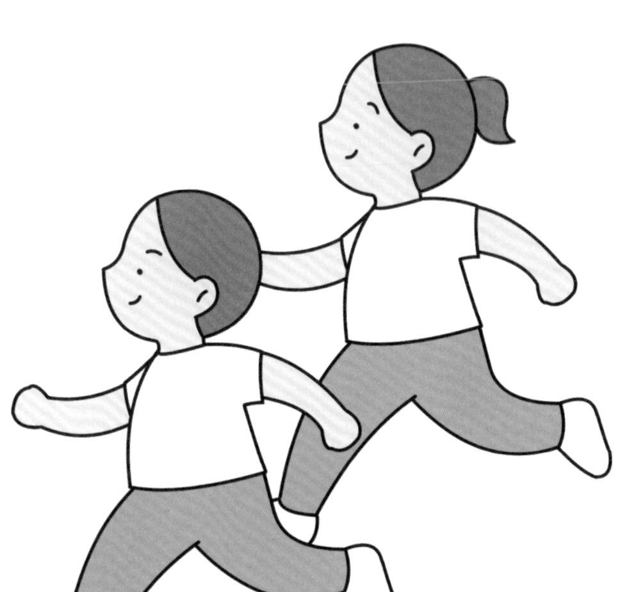

疲勞和激素分泌有助於穩定自律神經

因為適度的運動而流汗，會讓人神清氣爽，有助於調整自律神經。相反地，光坐著不運動，會造成血液循環不良，促使自律神經紊亂。透過運動來改善血液循環，調整自律神經，還能緩解悲傷和不安等負面情緒。

此外，當身體因為運動感到適度的疲勞，可以提高睡眠品質，睡眠時間也會更穩定。運動也會促進激素分泌，進而幫助自律神經穩定。

運動後副交感神經會發揮作用

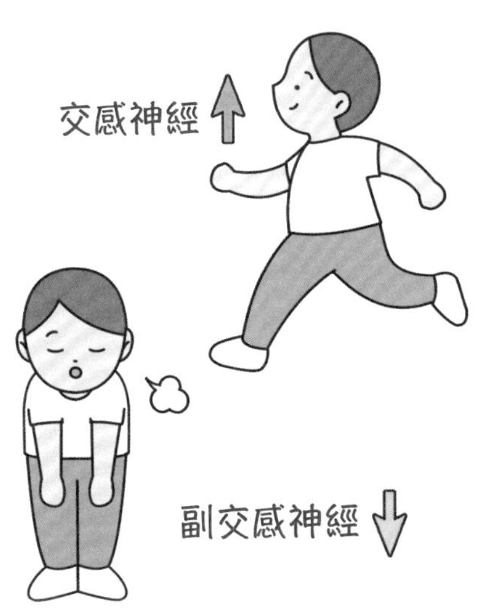

適度運動能夠調整交感神經與副交感神經的平衡。運動時交感神經占據優勢，但運動後會換成副交感神經掌握主導權。利用這一特性，因壓力等因素，交感神經時常占據上風的人，可藉由運動讓副交感神經拿到主導地位，從而調整自律神經的平衡。

適度運動對自律神經有益

說到運動，往往會想到真正的運動，然而，如果進行劇烈的運動，呼吸會變得又淺又快，促使交感神經的作用提高。我們要做的是利用適度的運動，幫助副交感神經占據優勢。在日常生活中以走樓梯上、下樓來代替手扶梯或電梯就算是一種運動，有助於改善血液循環，調整自律神經。早上起床或是唸書的空檔，花個幾分鐘做些簡單的伸展操，也能有效放鬆身體。也推薦做P94介紹的伸展操。

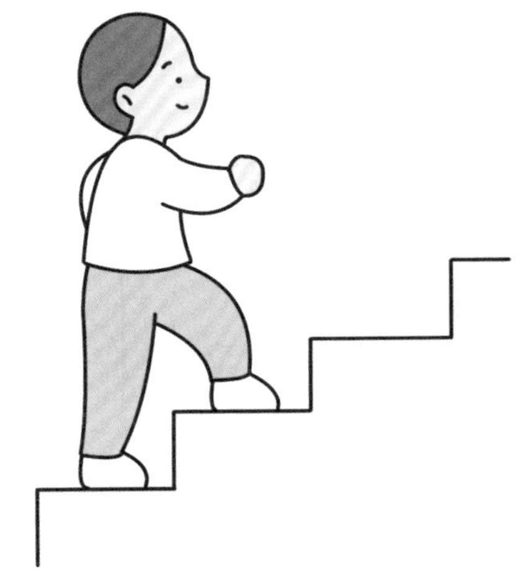

37 簡單放鬆身體的伸展操

伸展操具有舒緩肌肉緊繃、促進血液循環、放鬆身心的效果。進行時請留意以下的重點。
（出處：日本厚生勞動省《こころの健康気づきのヒント集》）

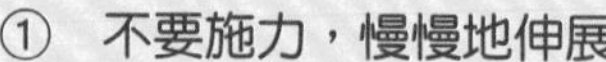

① 不要施力，慢慢地伸展
② 自然地呼吸
③ 持續伸展 10 到 30 秒
④ 不要伸展到感到疼痛的程度
⑤ 將注意力放在伸展處
⑥ 過程保持笑容

上下移動肩膀

提高肩膀後稍微停一下，邊吐氣邊放鬆，自然地放下肩膀。

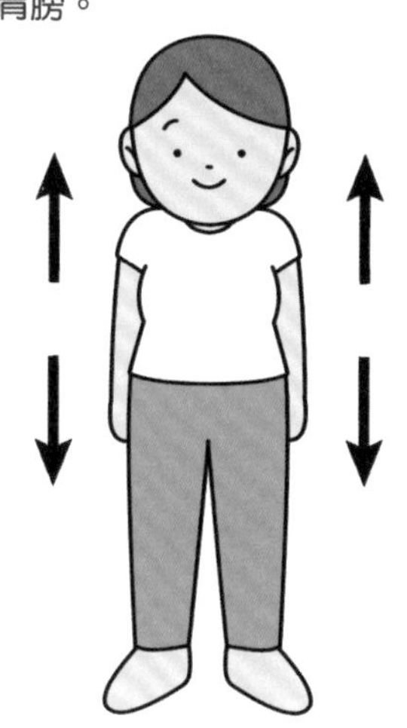

伸展背部

雙手交握向前伸展，像是要看到肚臍般地彎曲背部。

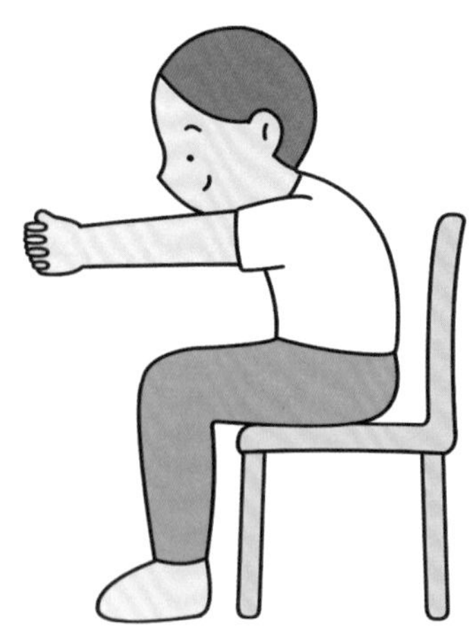

按摩頸部

拇指以外的4根手指抓住頭部，拇指像是在按壓頸部般地按摩。

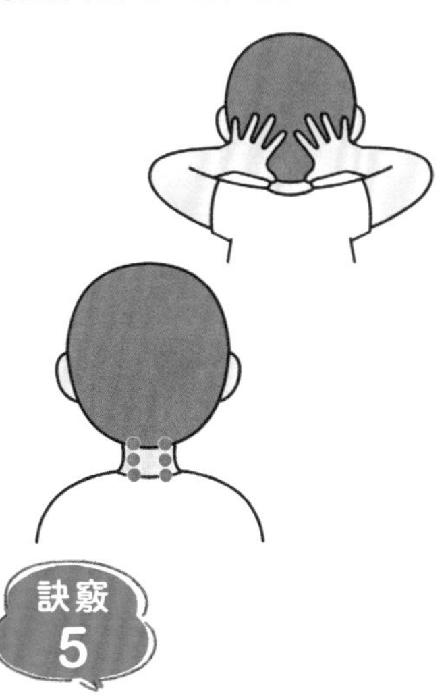

扭轉頸部

肩頸放鬆，慢慢扭轉頸部。

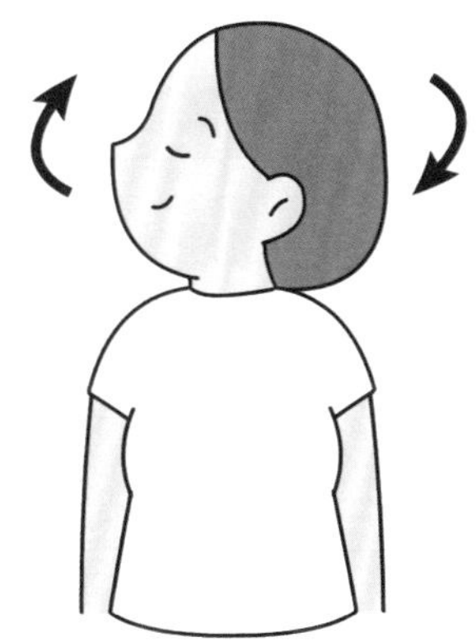

訣竅
5

腰部伸展

伸展腰部，身體往後扭轉，抓住椅背。

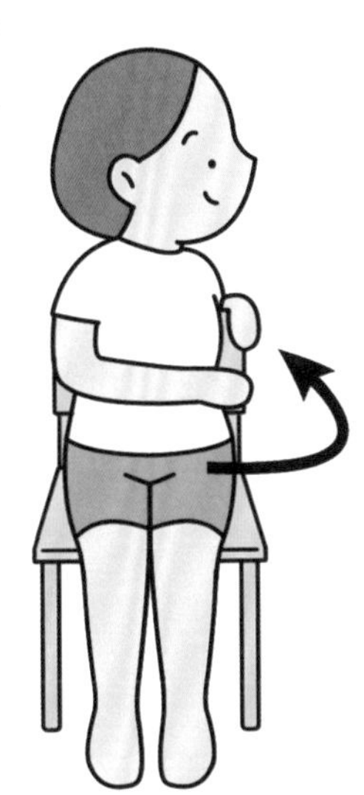

訣竅
6

上半身伸展

雙手交握，一邊往上伸展一邊抬頭挺胸。

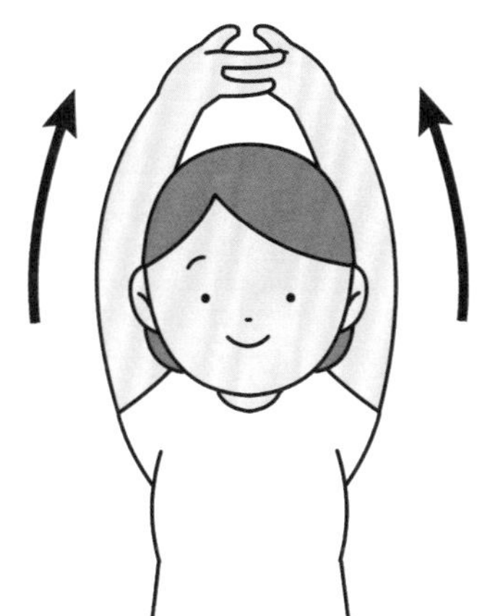

Column
04

滑手機的時間
會影響體力和運動能力

根據《青少年のインターネット利用環境実態調査》（日本內閣府，2019年）顯示，平常使用智慧型手機上網的平均時間超過兩個小時的比例，小學生為18.6%、國中生為51.8%、高中生為76.5%。

另外根據《全国体力・運動能力、運動習慣等調査結果》（日本文部科學省體育廳，2021年）可得知，目前螢幕使用時間（平日一天使用電視、智慧型手機、遊戲機、電腦等的時間）無論是小學生還是國中生都在增加。而且有報告指稱螢幕使間時間長的孩子，體力和運動能力的成績較低，相對地使用時間短的孩子成績較好。

運動具有調整自律神經平衡、釋放壓力、防止自律神經紊亂的效果，如果運動時間少，體力和運動能力不好，就無法期待這些效果，而且還可能會導致自律神經紊亂。

平均來說，一天的螢幕使用時間介於1到2小時之間的孩子體力最高。因此，如果是使用時間超過2個小時的人，請減少盯著智慧型手機和平板的時間，增加外出遊玩等活動的時間。

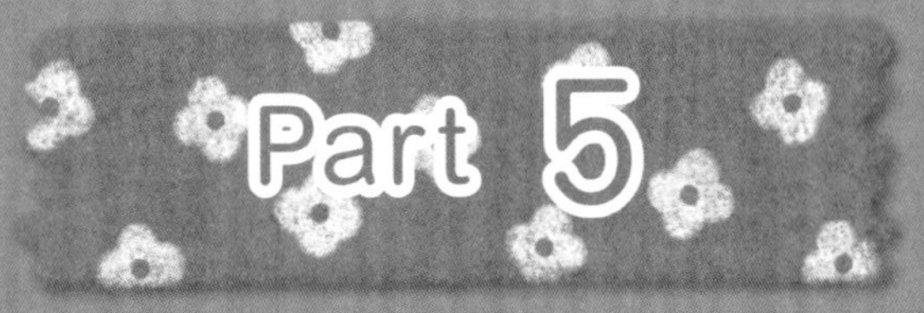

調整
自律神經的
自我照顧

簡單、隨時都能做的放鬆呼吸法

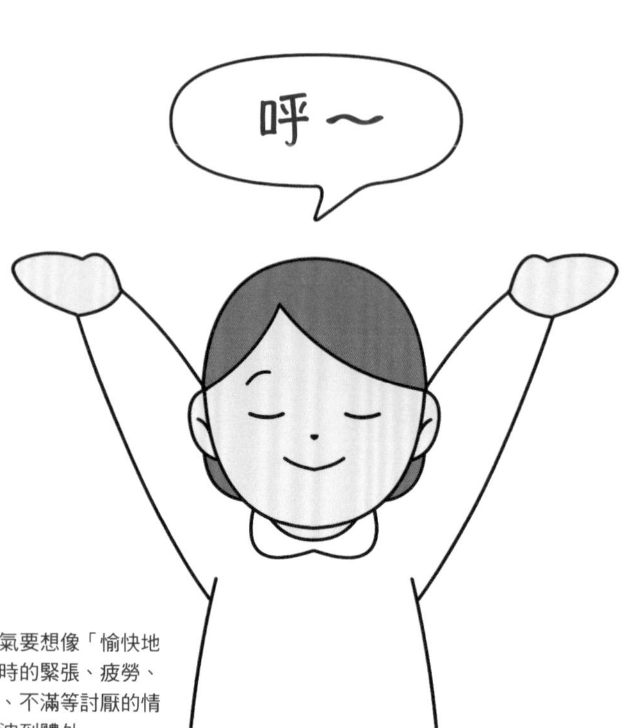

在吐氣要想像「愉快地將平時的緊張、疲勞、不安、不滿等討厭的情緒發洩到體外」。

吐氣時會放鬆

接下來要介紹的腹式呼吸，是在感到壓力或緊張等時候，有助於放鬆身體的方法。

腹式呼吸是一種吐氣時腹部會凹陷，吸氣時腹部會膨脹的呼吸法。

人在吸氣時緊張，吐氣時放鬆，因此想要放鬆時，與其吸氣，不如放慢吐氣的速度。自己調整呼吸的速度，減少吐出來的量，拉長吐氣的時間。

腹式呼吸是一種無論在哪裡都能馬上進行的方法，因此相當推薦。

訣竅

呼吸法

①從鼻子慢慢地吸氣

從鼻子大幅地吸氣，讓腹部膨脹。

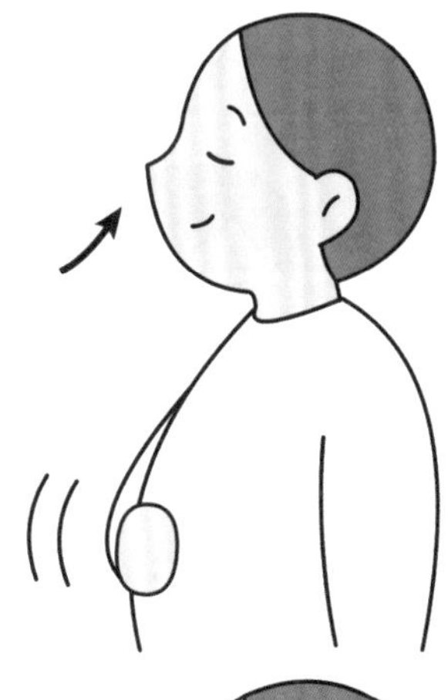

邊「1、2、3」
地數3秒，
邊吸氣。

②稍微停止呼吸

維持腹部膨脹的狀態，短暫地停止呼吸。

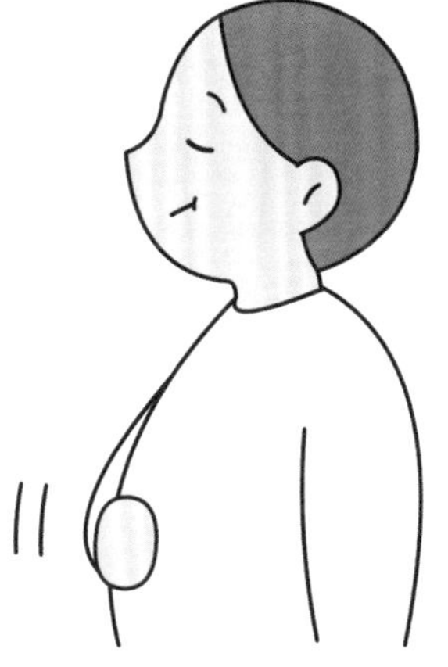

稍微停止呼吸，
數到「4」。

③慢慢地從嘴巴吐氣

從嘴巴吐氣至腹部凹陷。

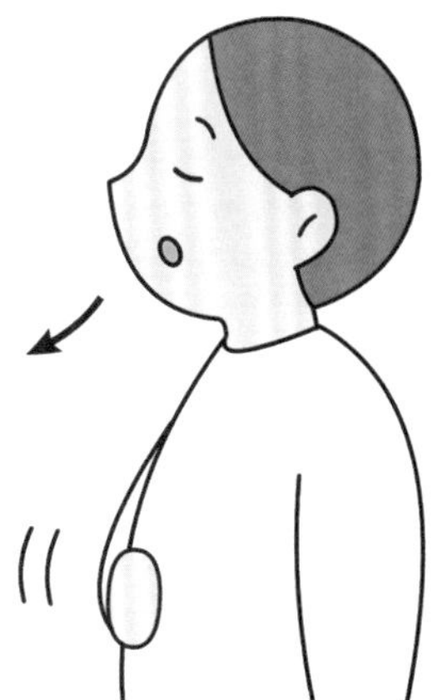

邊繼續數「5、
6、7、8、9、
10」邊吐氣。

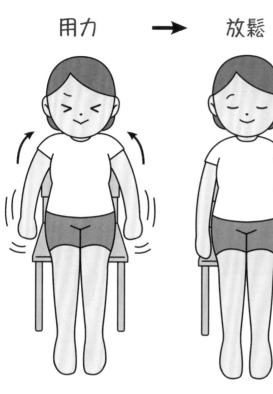

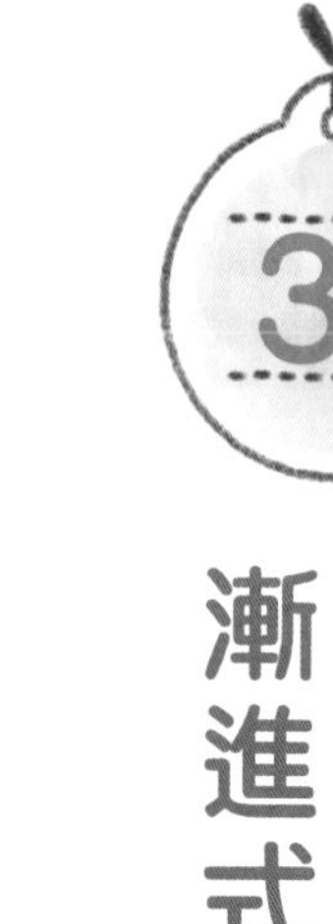

39 用力後放鬆的漸進式肌肉放鬆法

用力 → 放鬆

身體放鬆後心理也會感到輕鬆

有壓力的時候，肌肉會不自覺地僵硬。肌肉用力後放鬆，就能夠舒緩這種狀態，有一種名叫漸進式肌肉放鬆法就是利用這個原理讓身體放鬆，進而連心理都感到輕鬆。方法是先對身體的各部位大幅施力，使身體緊繃，暫時保持狀態後放鬆。訣竅為施力和放鬆時，要仔細地感受那個部位的感覺。尤其是放鬆的時候，慢慢放掉力量，從而感到溫暖的感覺有助於讓身體感到輕盈。

雙手

雙手握緊（5秒）
→慢慢地張開（10秒）

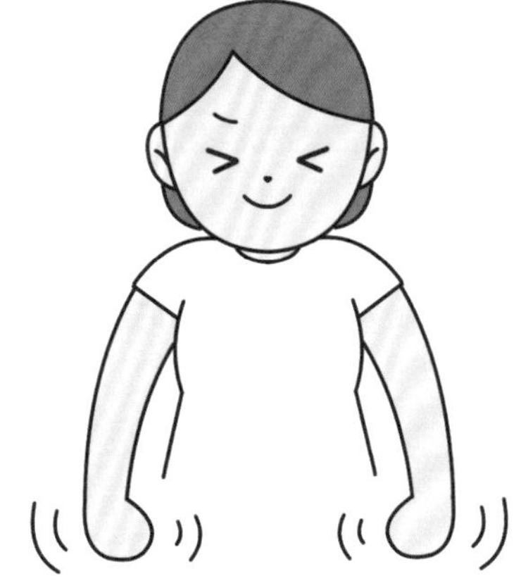

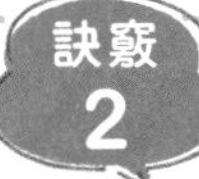

雙臂

使勁般地彎曲手臂，
收緊腋下，用力（5秒）
→放鬆（10秒）

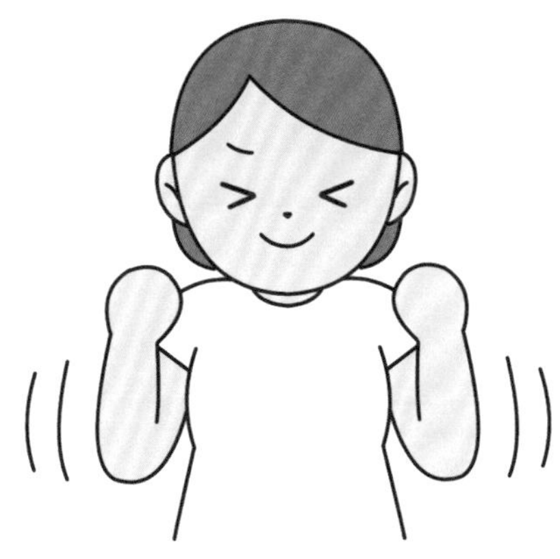

訣竅
3

肩膀

肩膀往上抬接近耳朵，
使其感到緊繃（5秒）
→放鬆（10秒）

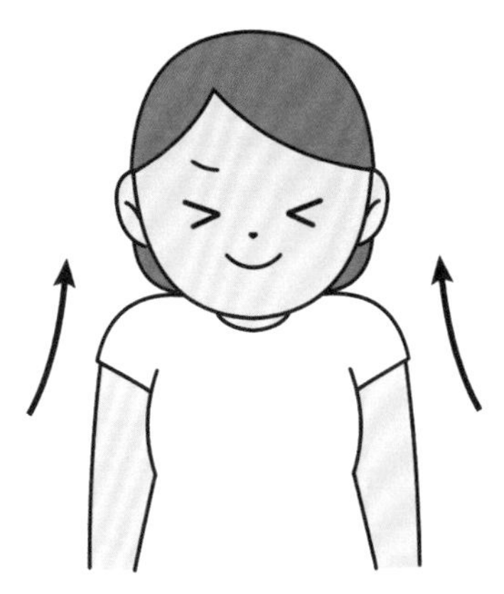

訣竅 4　頸部

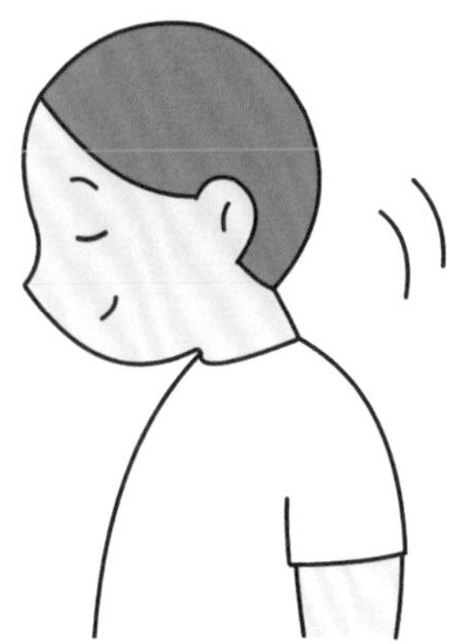

頸部朝下，使後方感到緊繃（5秒）
→放鬆（10秒）

※也可以慢慢地上下左右活動。

訣竅 5　臉部

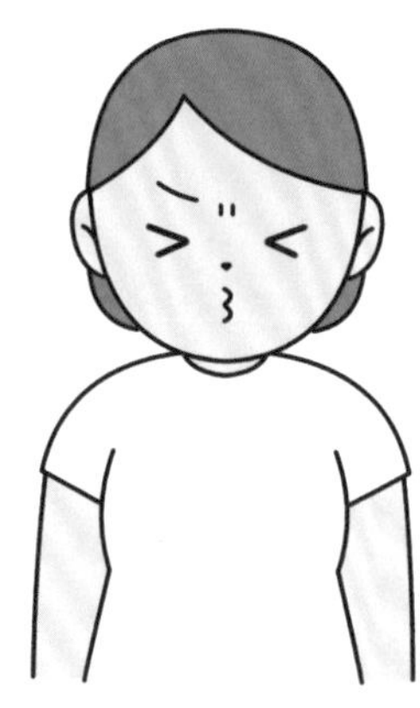

眼睛和嘴巴皺起來，
後方的牙齒咬緊（5秒）
→打開嘴巴（10秒）

訣竅 6　背部

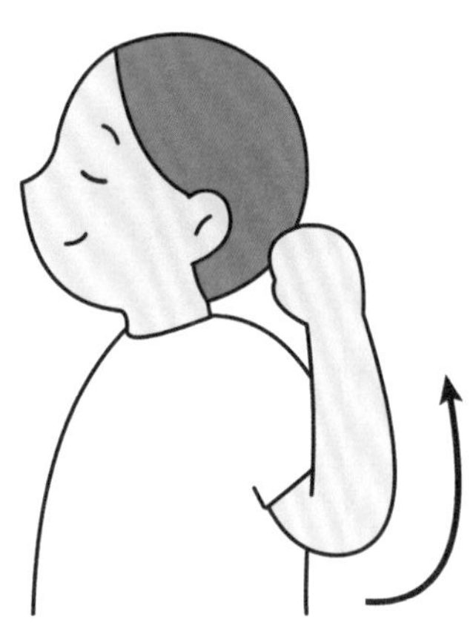

手臂往外伸展，拉緊肩胛骨（5秒）
→放鬆（10秒）

腹部

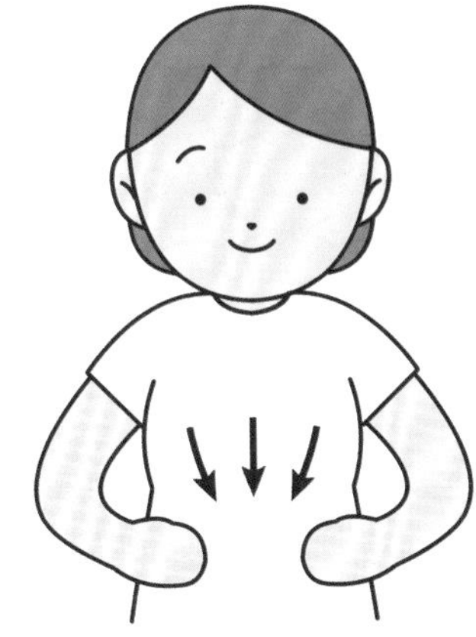

腹部用力直到內凹（5秒）
→放鬆（10秒）

訣竅 8　臀部

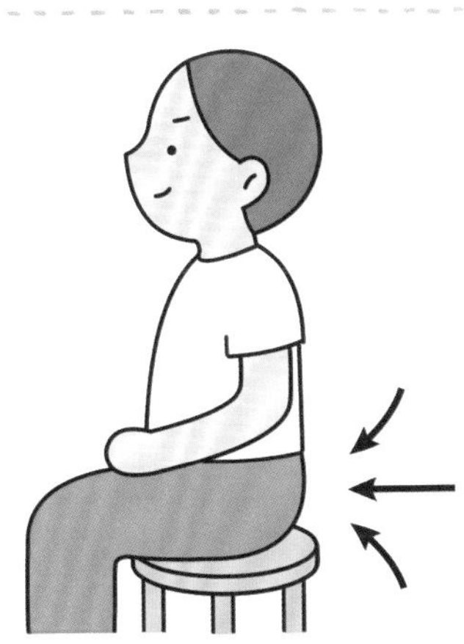

像是縮緊肛門一樣用力（5秒）
→放鬆（10秒）

訣竅 9　雙腳

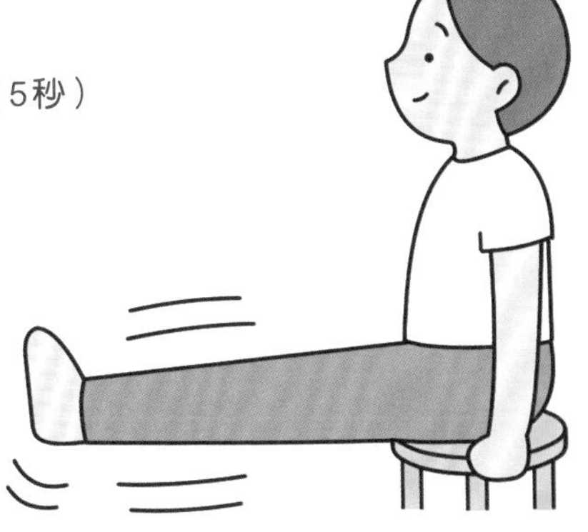

整隻腳用力，使其感到緊繃（5秒）
→放鬆（10秒）

全身放鬆
消除疲勞的自律訓練法

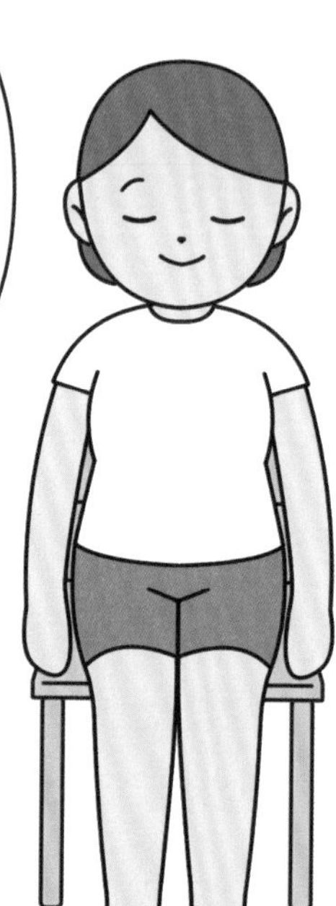

P98～107介紹了能自行放鬆的「自律訓練法」、「呼吸法」、「漸進式肌肉放鬆法」、「背部伸展法」等進行方式。（出處：日本大阪府心理健康綜合中心的《気軽にリラックス》）

在能夠放鬆的地方以輕鬆的姿勢進行

自律訓練法是自我催眠的一種。是一種閉上雙眼，將注意力放在身體上，同時反覆說一樣的話，逐漸舒緩身體的緊繃感，並放鬆心理的方法。習慣後，幾分鐘內就能夠放鬆全身。

在休息時間、洗完澡、睡覺前等時候短時間持續進行，會有顯著的效果。可以坐在椅子上，也可以躺在床上或在被子中進行。結束時要記得做舒緩動作，這是為了讓身體恢復力量，使頭腦清醒的必要作業。

自律訓練法的進行方式

①在可以放心的地方，採取容易放鬆的舒適姿勢。取下皮帶或是手錶等任何束縛身體的物品。

②以放鬆的心情，閉上眼睛深呼吸。

③在心中說「心情平靜下來」，接著再說「慣用手手臂沉重」、「慣用手手臂感到溫暖」。

④想像一個溫暖安心的地方，例如泡溫泉或是晒太陽。

⑤在感受到「重量」、「溫暖」的感覺後，慢慢地將注意力放在慣用手手臂→雙臂→雙腳至全身，細細品味這種感覺。

⑥結束時，進行以下的舒緩動作。

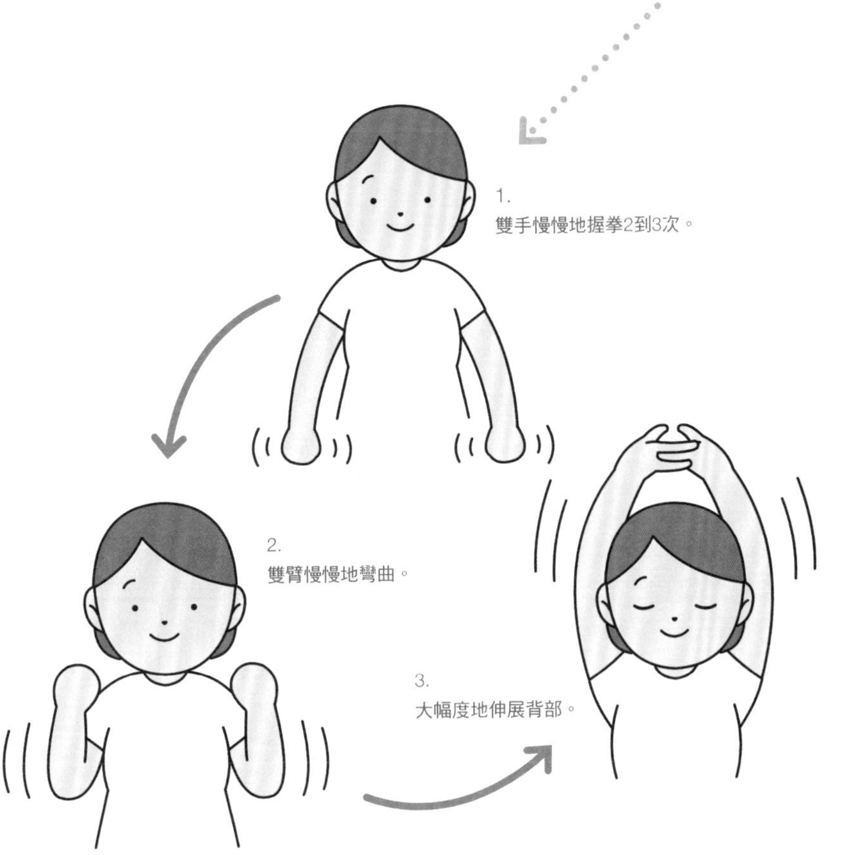

1.
雙手慢慢地握拳2到3次。

2.
雙臂慢慢地彎曲。

3.
大幅度地伸展背部。

坐椅子時的注意點

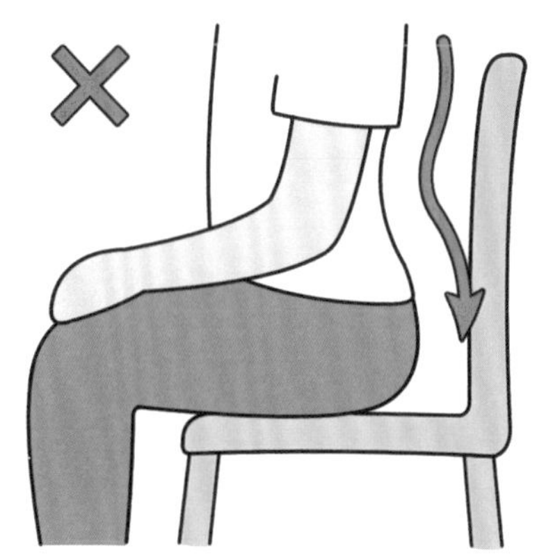

腰往前彎，會導致背部過度緊繃，導致難以放鬆。

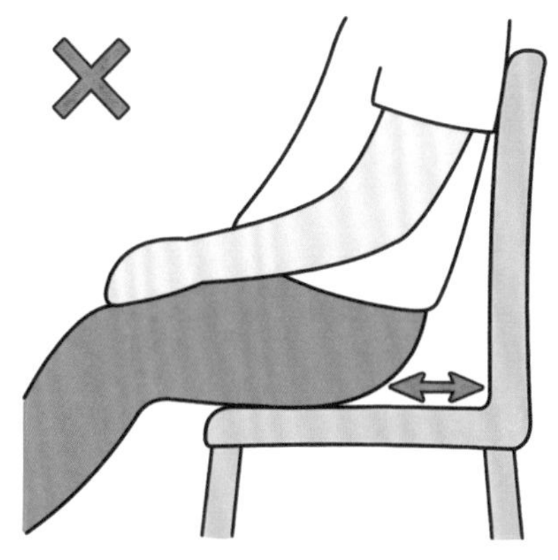

坐得太淺，重心會不穩，導致難以放鬆。

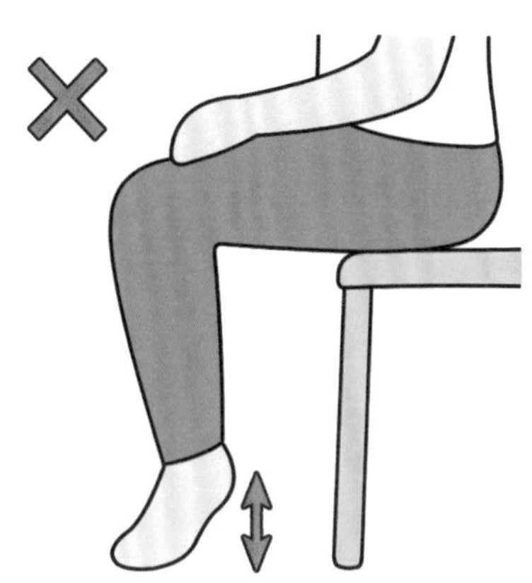

無法著地時雙腳會用力，最好是讓腳跟貼在地板上。

仰躺時的重點

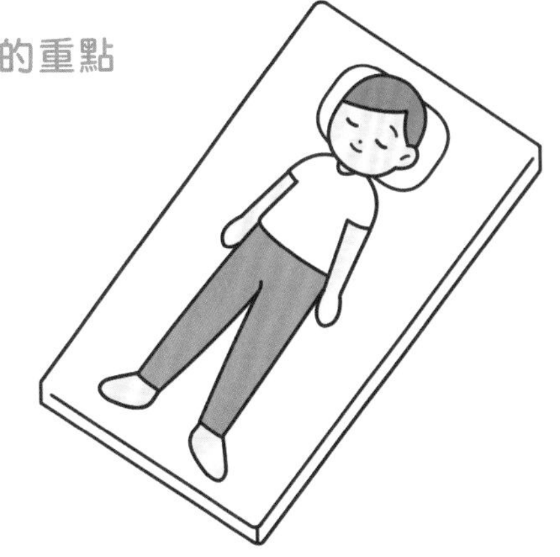

躺在被子或床上，閉上眼睛，雙腳稍微打開。就寢時進行自律訓練法，可以直接入睡，不用特別做舒緩動作。

只要伸展就能放鬆

①盡可能地伸展背部。伸展時邊發出聲音，放鬆效果會更佳。

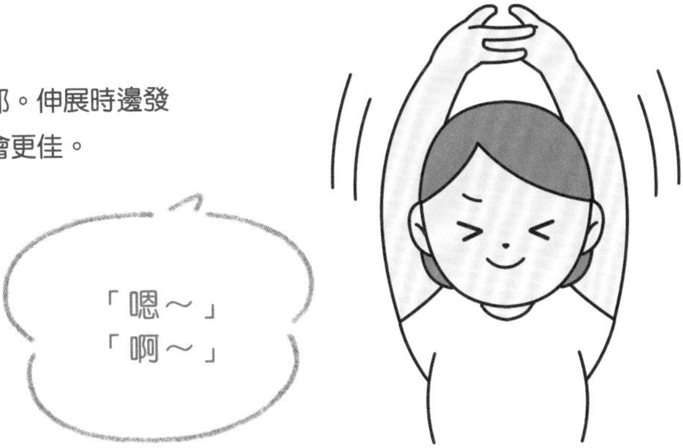

「嗯～」
「啊～」

②徹底放鬆。

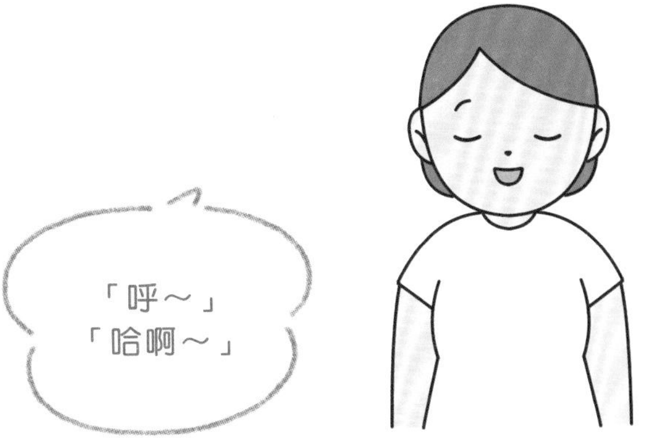

「呼～」
「哈啊～」

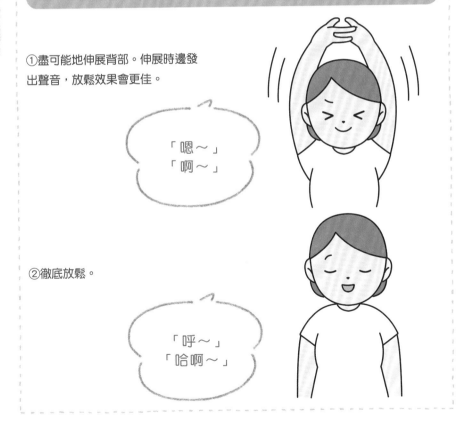

41 按壓穴道有助於放鬆身心

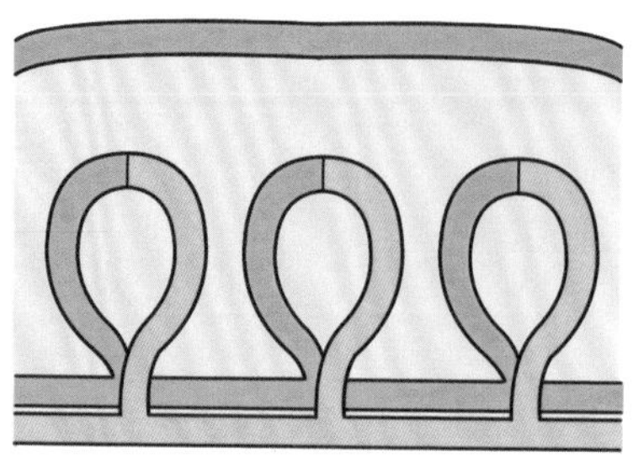

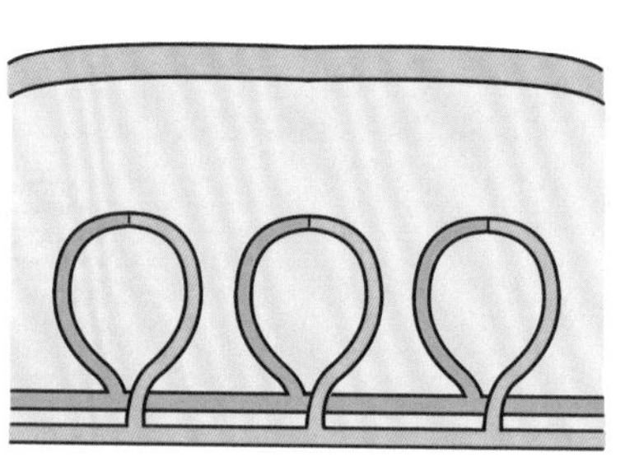

血液循環不良，微血管會變細，反之則是變粗。按壓穴道有助於血液流通，促進血液循環。

副交感神經發揮作用切換成放鬆模式

「穴道」是指聚集了使人體變得健康的能量處。要活動身體，就要動到肌肉、骨頭等身體中的細胞。運動時過度活動身體，體內會累積疲勞，這時只要按壓穴道，就能夠緩解疲勞。按壓穴道會刺激末梢血管，促進血液循環，使身體感到溫暖，心情放鬆，進而穩定交感神經。接著副交感神經會發揮作用，切換成放鬆模式，有助於消除疲勞、放鬆心情，身心同時恢復精神。

訣竅

尋找穴道的方法

按壓後緩解症狀

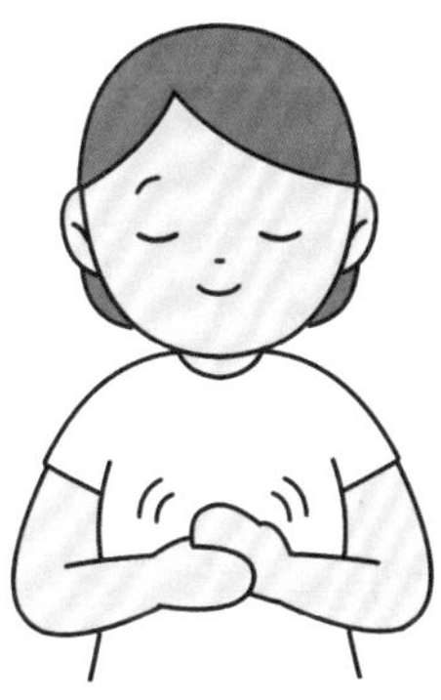

按壓時會有種症狀慢慢緩解的感覺。

突起

按壓後有種突起的感覺。

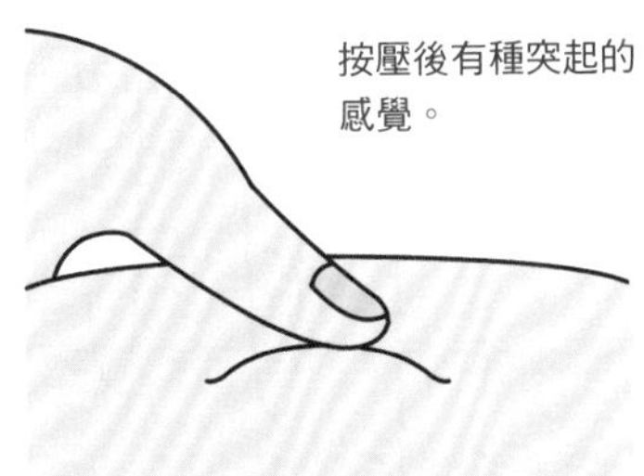

凹陷

按壓後有種凹陷的感覺。

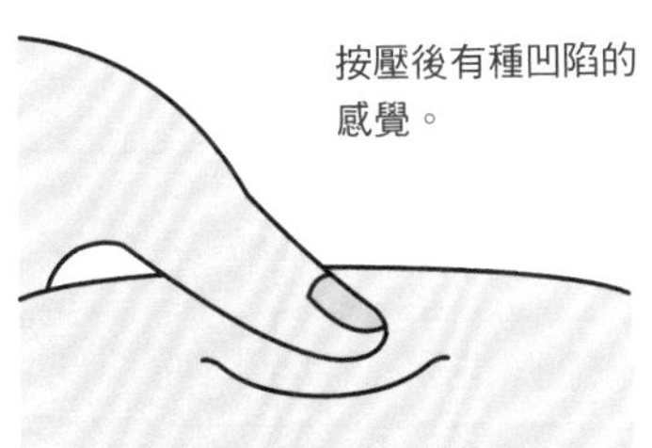

按壓後有刺刺的感覺

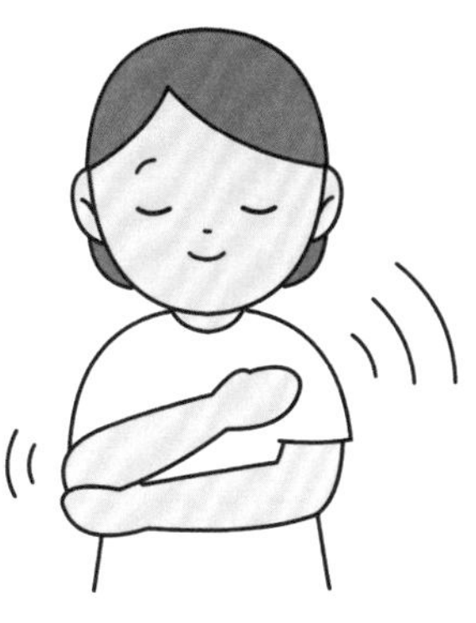

按壓出現症狀的地方，會有種深吸一口氣的刺激感。

感到疼痛

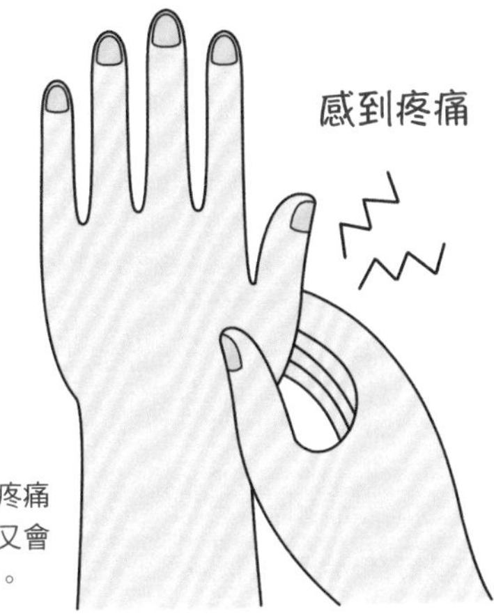

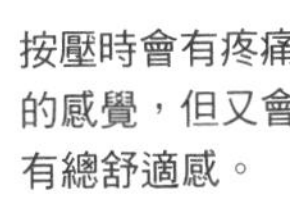

按壓時會有疼痛的感覺，但又會有總舒適感。

指尖的自我照顧

這個自我照顧的方式是透過按壓指尖來改善血液循環。用手指按壓圖中☆記號處。

指尖血液循環順暢，促使副交感神經產生作用

在按穴道之前，首先要介紹的是能夠輕鬆實踐的指尖自我照顧。人體會從心臟將血液輸送到全身，一開始會先流經大動脈，再逐漸流往細血管的地方。這裡的細血管稱為末梢血管。即便年紀只有10幾歲的人，一旦生活規律紊亂，血液就無法順利地流到末梢血管。利用這個自我照顧的方式，讓血液順暢地流到指尖，身體就會變得溫暖，副交感神經也會比較容易產生作用。如果是上半身症狀較多的人，例如頭痛、暈眩等，請優先進行手部的自我照顧。

指尖自我照顧的方法

用另一隻手的手指按壓指尖，力道以感覺舒適為宜。慢慢地按壓，每根手指按10次，放緩呼吸，不要憋氣。無論是從哪隻手開始都可以，總之左、右手各做一次為一組。進行順序從拇指開始小指結束，從最粗的手指（血管）到最細的手指（血管）依序觸摸，會進一步改善血液循環。

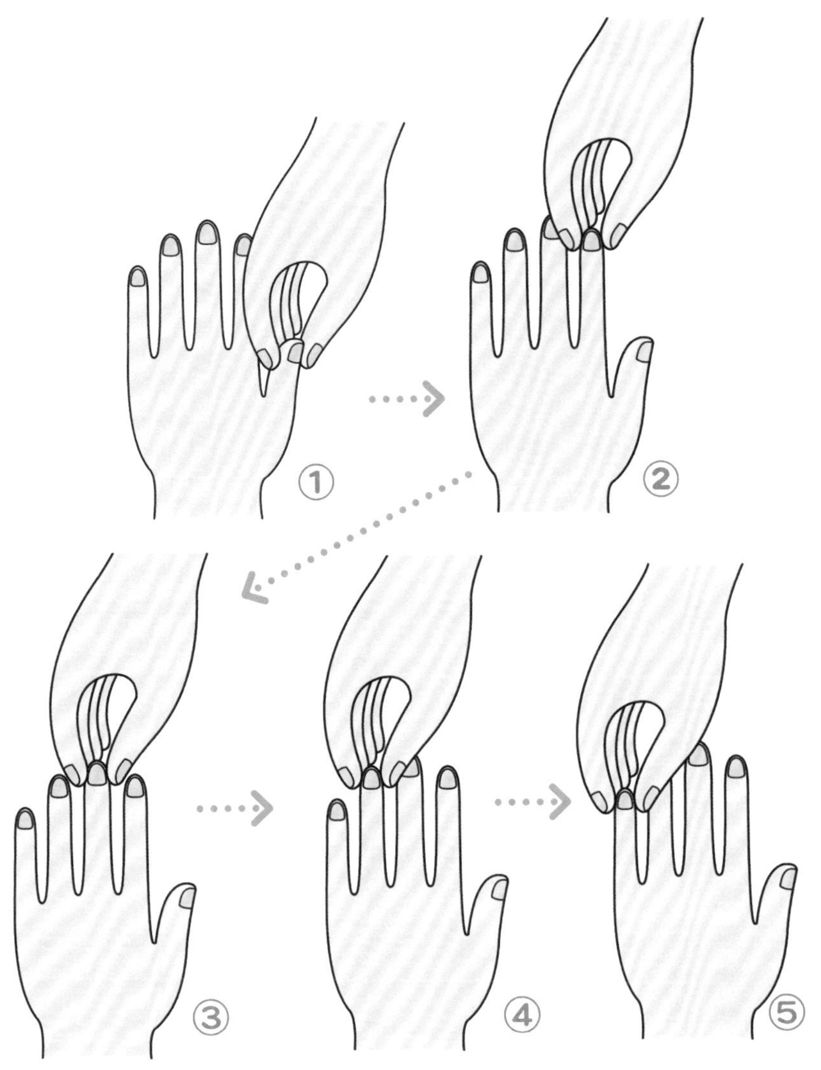

腳尖的自我照顧

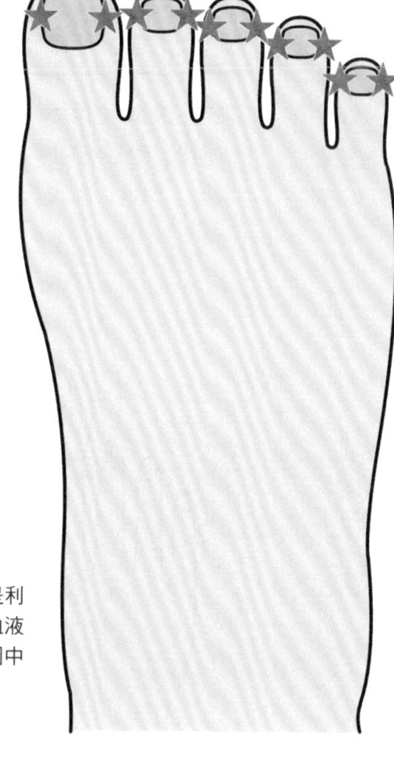

此自我照顧的方法是利用按壓腳尖來促進血液循環。用手指按壓圖中☆記號處。

下半身症狀較多的人優先進行

以下要介紹的與指尖相同的腳尖自我照顧。腳尖的末梢血管較多，利用按壓腳尖的方式促進血液循環，可調整自律神經。

雙腳冰冷、經常跑廁所、腹瀉等頻繁出現下半身症狀的人，請優先進行腳部的自我照顧。

指尖和腳尖的自我護理，在已經出現症狀時，最好每天進行。若是要達到預防效果，則是建議每週做2到3次。

推薦每天洗澡後進行1次，有助於放鬆身心。

腳尖自我照顧的方法

用手指按壓腳尖，力道以感覺舒適為宜。慢慢地按壓，每根手指按10次，放緩呼吸，不要憋氣。無論是從哪隻手開始都可以，總之左、右手各做一次為一組。進行順序要從拇指開始小指結束，從最粗的手指（血管）到最細的手指（血管）依序觸摸，會進一步改善血液循環。

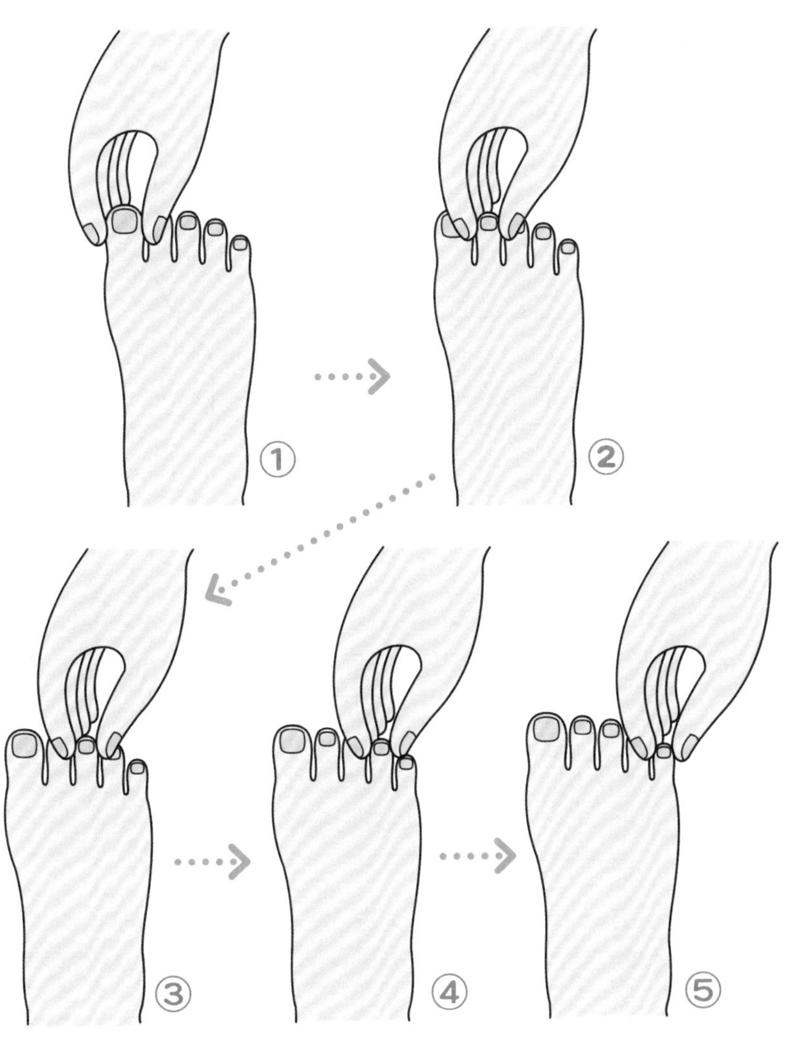

春 各季節建議的穴道按摩①

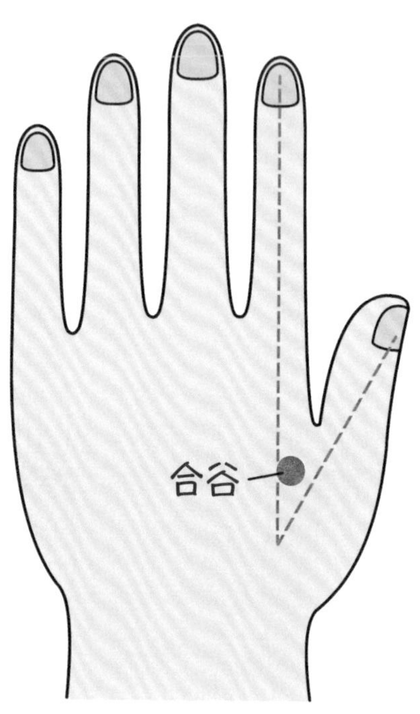

穴道①
合谷穴

排出體內毒素的穴道。穴道位於拇指和食指骨頭交叉處。

排出體內老舊廢棄物的穴道

以下要介紹的是依照季節可以自行實踐的簡單穴位按壓法，請務必挑戰看看。對日本學生來說，春天是學級上升、入學等面對嶄新開始的季節。東洋醫學則是稱之為「排毒的季節」。

在寒冷的冬天，若是因為難以活動身體，經常坐著不動，會導致體內堆積許多老廢棄物。若是放著不管，會影響自律神經的平衡，因此，要在溫暖的春天按壓穴道來排毒。接著就來介紹簡單找到穴道位置的方法，以及按壓法。

穴道②
陽陵泉穴

改善肌肉抽筋（小腿抽筋）的穴道。穴道位於腓骨（膝蓋彎曲時突出的骨頭）下方的內凹部分。

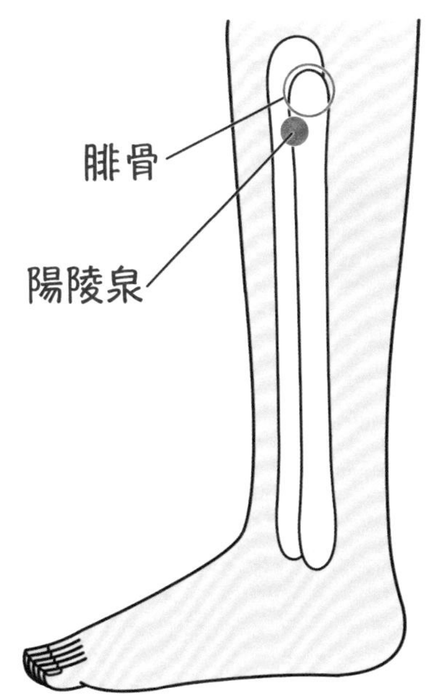

穴道③
太衝穴

緩解身心緊繃的穴道。穴道位於腳大拇指與食指骨頭交叉的內凹處。

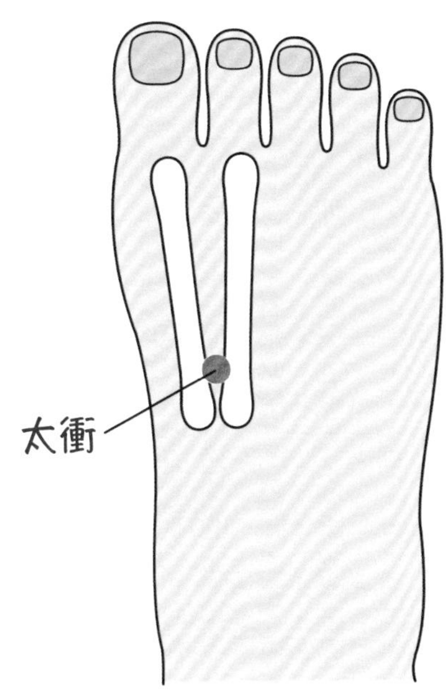

各季節建議的穴道按摩②

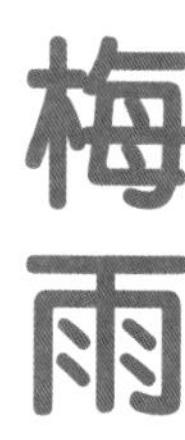

消除身體水腫，使人神清氣爽的穴道

梅雨季是多雲又多雨的季節。空氣中含有大量水分，溼度上升，身體也會受到溼氣的影響，導致水分代謝減緩，身體容易水腫。

因此，東洋醫學中稱之為「利水的季節」或「促進水分代謝的季節」。

以下就來介紹，在梅雨季適合提高身體代謝水分的能力，使身體感到輕盈的穴道。

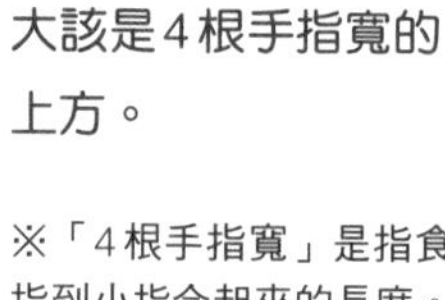

提高身體代謝水分能力的穴道。穴道位於腳踝內側的最高處，大該是４根手指寬的上方。

※「４根手指寬」是指食指到小指合起來的長度。

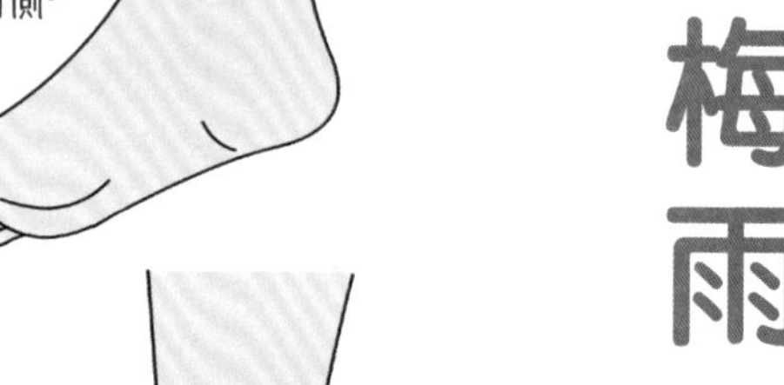

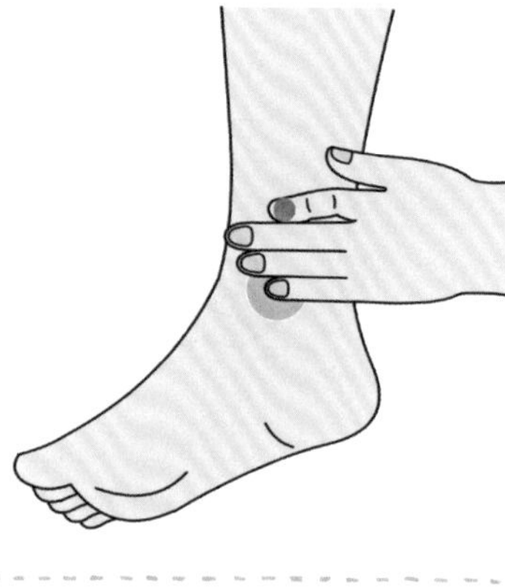

穴道②
天樞穴

緩解腸胃不適，例如消化不良、腹瀉等症狀的穴道。穴道位於肚臍正中間朝外側約3根手指寬的地方。

※「3根手指寬」是指食指到無名指合起來的長度。

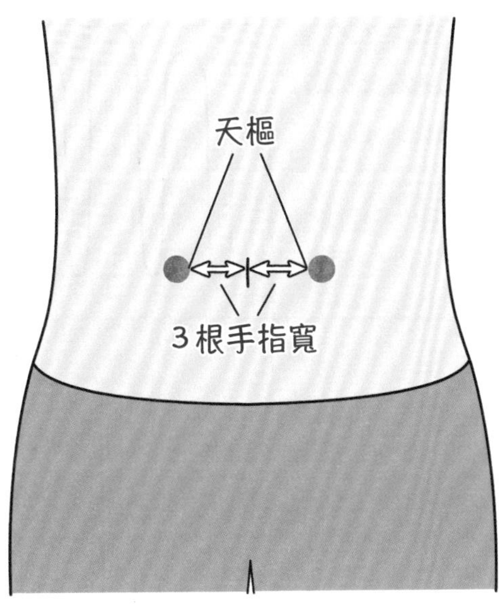

穴道③
豐隆穴

消除水腫，使人神清氣爽的穴道。穴道位於屈膝時突出的骨頭下緣到腳踝外側間的正中間。

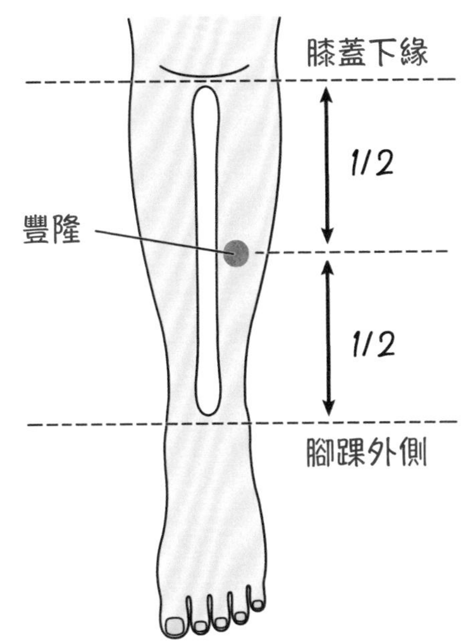

46 夏 各季節建議的穴道按摩③

調節體溫、穩定情緒的穴道

人類的體溫過高時，自律神經會使身體流汗，以此來降低體溫。然而如果無法順利控制體溫，自律神經就會失衡。

尤其是夏天，在高溫的環境下，體溫無法正常調節，就有中暑的危險。此外，在開空調的房間裡，人體對寒冷的抵抗力會下降，進而引起腰腿發冷、倦怠、頭痛、食慾不振等症狀。

東洋醫學稱此季節為「清熱的季節」或「去除身體熱氣的季節」。按壓穴道有助於調節體溫、穩定不安情緒。

穴道①
內關穴

能夠同時放鬆身心、調節體溫的穴道。穴道位於距離手腕內側中間3根手指寬的地方。

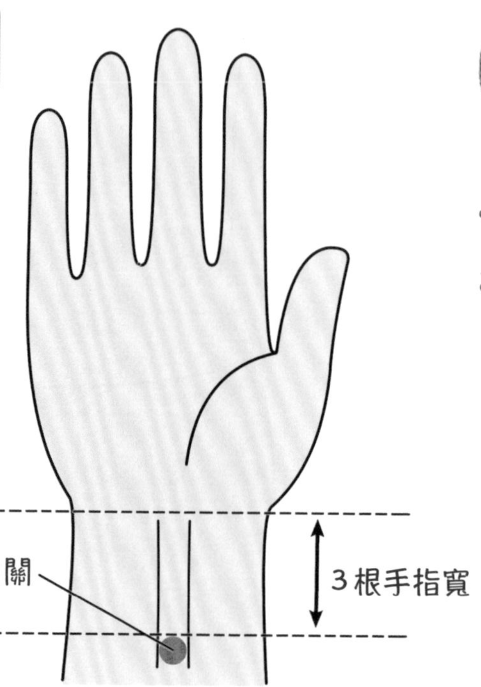

※「3根手指寬」是指食指到無名指合起來的長度。

穴道②
神門穴

穩定不安情緒的穴道。穴道位於手掌小指那側，手腕線外側處。

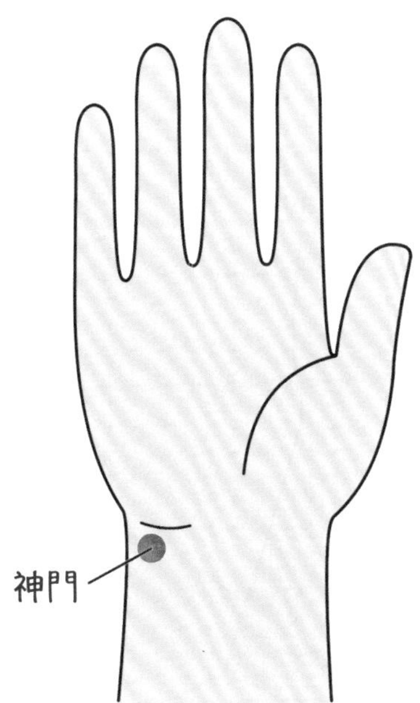

穴道③
勞宮穴

消除疲勞、放鬆情緒的穴道。穴道位於手掌上，彎曲手指關節後，中止和無名指指尖碰到處。

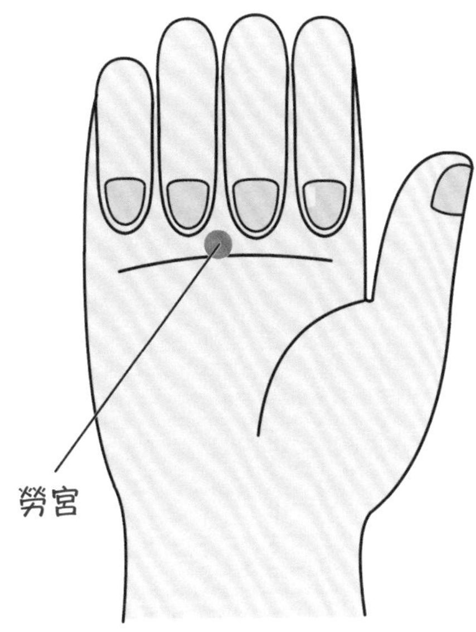

秋 各季節建議的穴道按摩④

改善咳嗽、喉嚨痛的穴道

進入秋天後，酷暑會開始減緩，不過由於秋季空氣乾燥，喉嚨等氣管較容易缺乏水分。為了保護身體免受病毒侵害，必須漱口或補充足夠的水分，以預防感冒。

東方醫學稱這個季節為「潤肺的季節」和「滋潤氣管的季節」。因為肺部乾燥會出現各種症狀，因此保持肺部滋潤相當重要。這裡要介紹的是，穩定呼吸以及改善咳嗽、喉嚨痛的穴道。

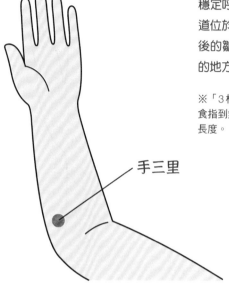

穴道①
手三里穴

穩定呼吸的穴道。穴道位於距離手肘彎曲後的皺褶3根手指寬的地方。

※「3根手指寬」是指食指到無名指合起來的長度。

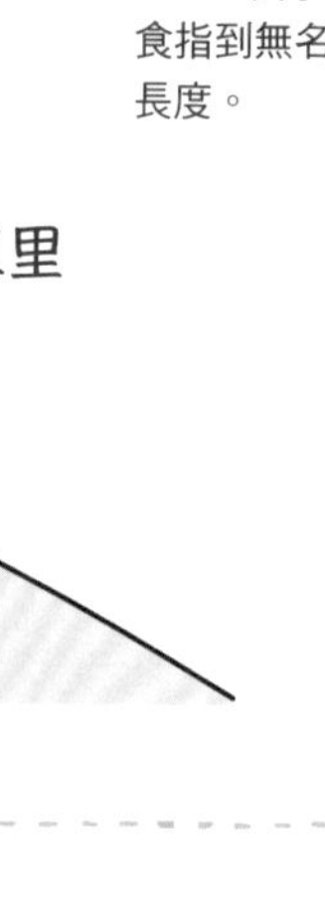

穴道②
雲門穴

改善咳嗽、喉嚨痛的穴道。穴道位於鎖骨兩端的內凹處。

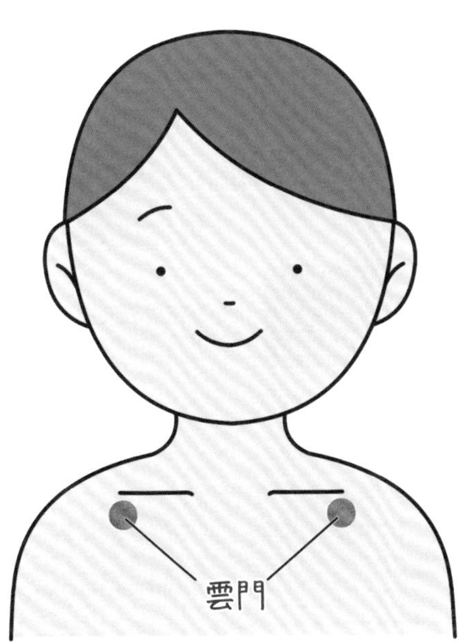

穴道③
曲池穴

消除水腫的穴道。穴道位於手肘彎曲時皺褶邊緣的內凹處。

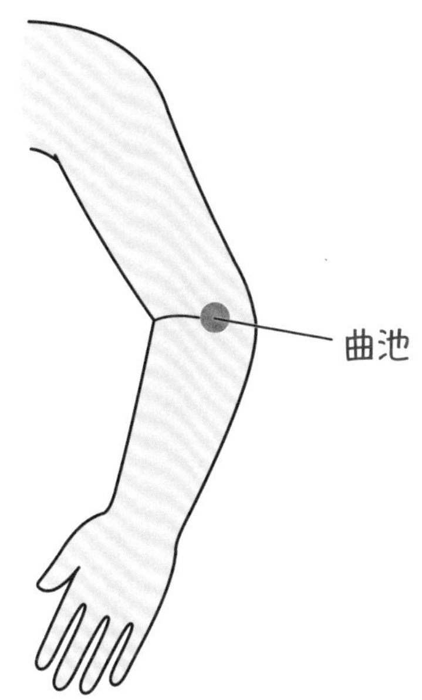

冬 各季節建議的穴道按摩⑤

改善身體冰冷、失眠的穴道

冬天是一年中最冷的季節，當氣溫驟降，穿衣量會增加，進而使人難以行動。而且因為積雪或寒冷，外出的機會也會比其他季節少。

因此，指尖和腳尖的末梢血管的血液循環會變得緩慢，從而感到寒冷。

東洋醫學稱這個季節為「補腎的季節」、「提高體力的季節」。

這裡要介紹的是能夠改善身體冰冷、使腹部溫暖、緩解失眠症狀的穴道。

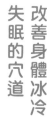

距離膝蓋外側邊緣
4根手指寬

足三里

穴道①
足三里穴

改善身體冰冷的穴道。穴道位於雙腳膝蓋下方外側邊緣的凹陷處，往下4根手指寬的地方。

※「4根手指寬」是指食指到小指合起來的長度。

穴道②
關元穴

使腹部溫暖、有助於健康的穴道。穴道位於肚臍正中間往下4根手指寬的地方。

※「4根手指寬」是指食指到小指合起來的長度。

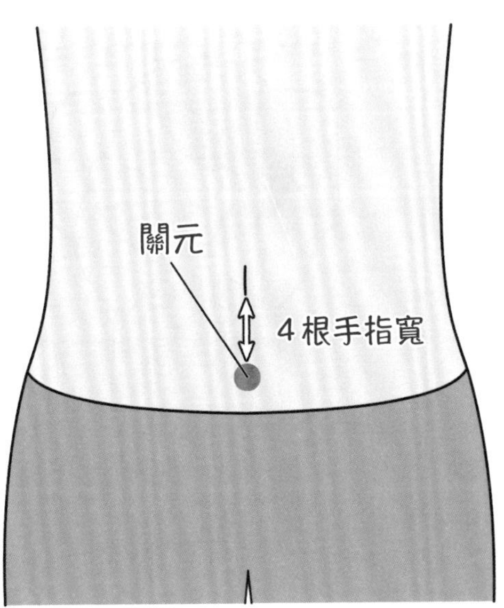

穴道③
照海穴

改善失眠、讓心情舒暢的穴道。穴道位於腳踝內側最高處往下1根拇指寬的地方。

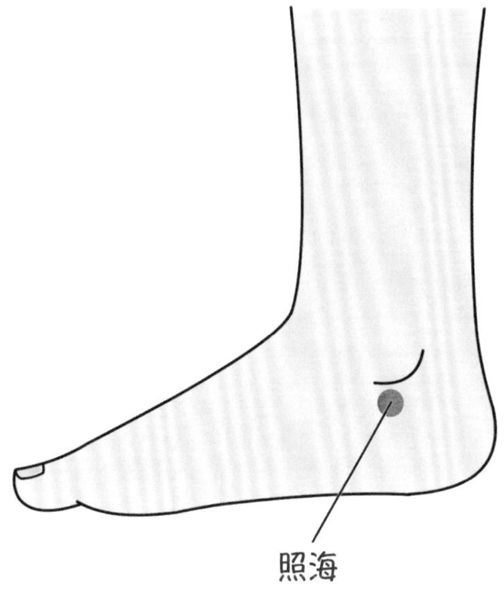

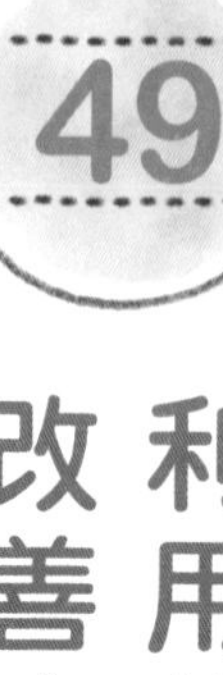

49 利用艾灸促進血液循環、改善症狀①

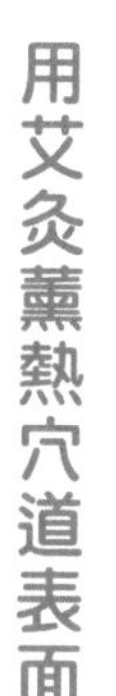

用艾灸薰熱穴道表面

為了調整自律神經，愈來愈多人會使用艾灸當作自我照顧的方式之一。艾灸是指，將從艾葉提取的艾絨放在散布於身體各處的穴道上後，點火加熱穴道，促進血液循環。可提高人類具有的自然治癒力，改善各種症狀。艾灸放的位置可以與先前介紹的穴道完全相同，不如說這樣效果會更顯著，相當推薦。

不過，使用艾灸時皮膚會變紅，請在感到疼痛前停止。

艾灸的使用方法

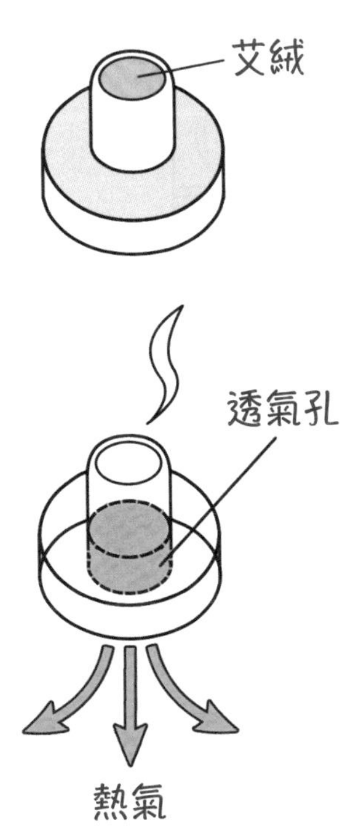

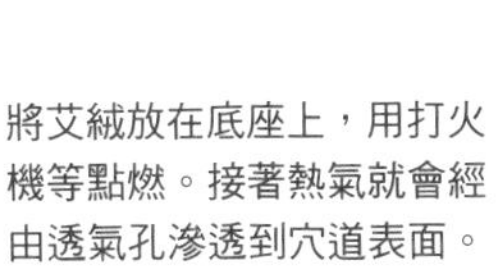

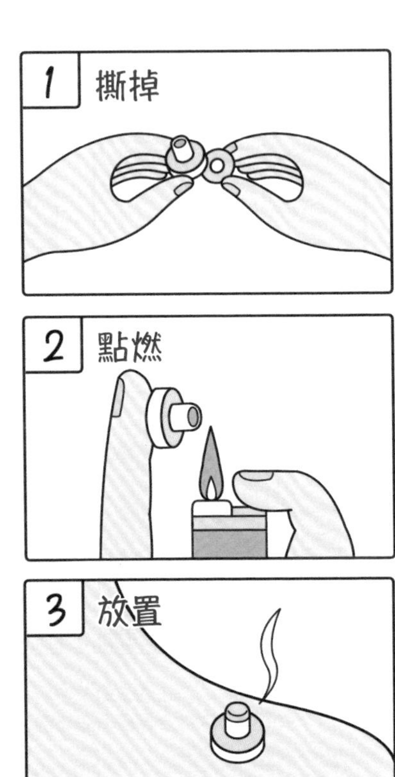

將艾絨放在底座上，用打火機等點燃。接著熱氣就會經由透氣孔滲透到穴道表面。

將底座下的貼紙撕掉，點燃艾絨，就這樣直接放在穴道上。

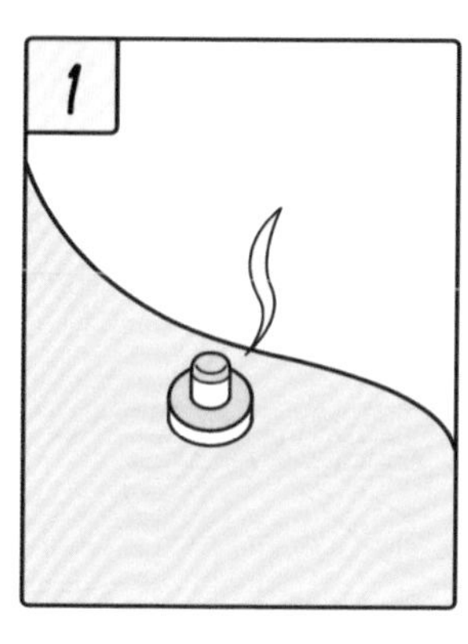

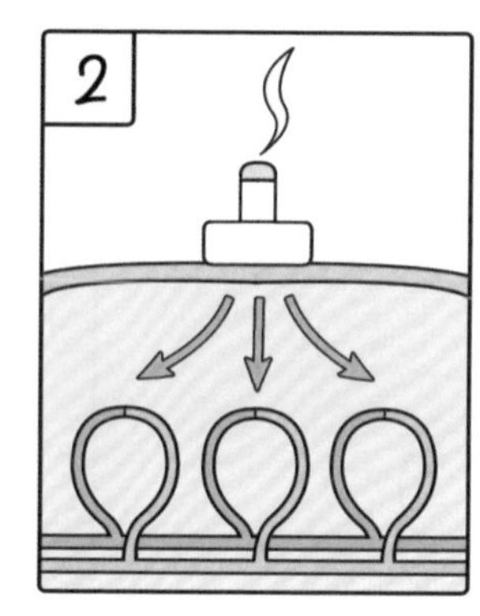

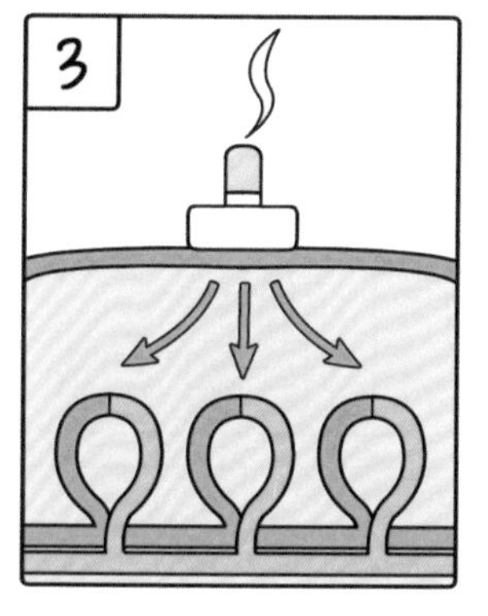

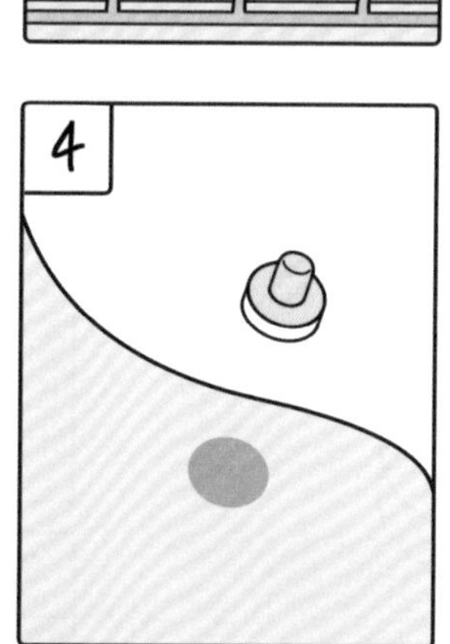

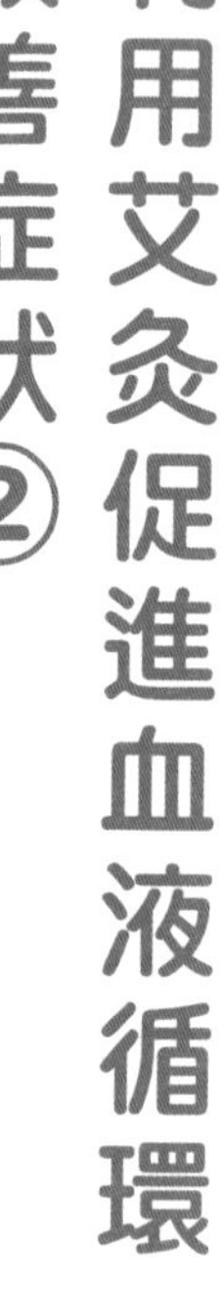

利用艾灸促進血液循環、改善症狀②

在使用艾灸薰熱過後，穴道的血液循環會變好，而且肌膚表面會產生適度的張力和彈性，促使微血管變粗。血液循環一旦改善，就可以結束艾灸的療程。

一但促進血液循環就能感受到熱的感覺

艾灸適用於薰熱血液循環不良的地方，但血液循環差時，對熱的感覺會變得遲鈍。如果感覺不到熱，就代表血液循環不好。

從那個地方開始慢慢地感到溫暖時，就代表血液循環正在改善。

若是感覺到刺痛、熱熱的感覺，即表示身體正在發出血液循環已經得到改善的訊號。當感受到疼痛的灼燙感時，請立即停止艾灸。

訣竅1 感覺到熱代表血液循環正在改善

血液循環不良時，沒辦法感受到熱。當慢慢地感受到溫暖，出現刺激感，並有熱熱的感覺，就代表血液循環已經改善。

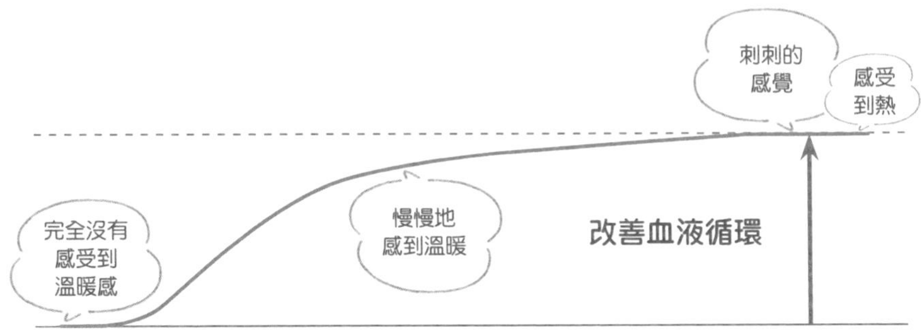

訣竅2 同樣的穴道可進行3次

首次進行後仍然沒有感受到溫暖的感覺，可在同樣的穴道上進行第2次的艾灸。若是第2次也沒有改善，就再進行第3次。

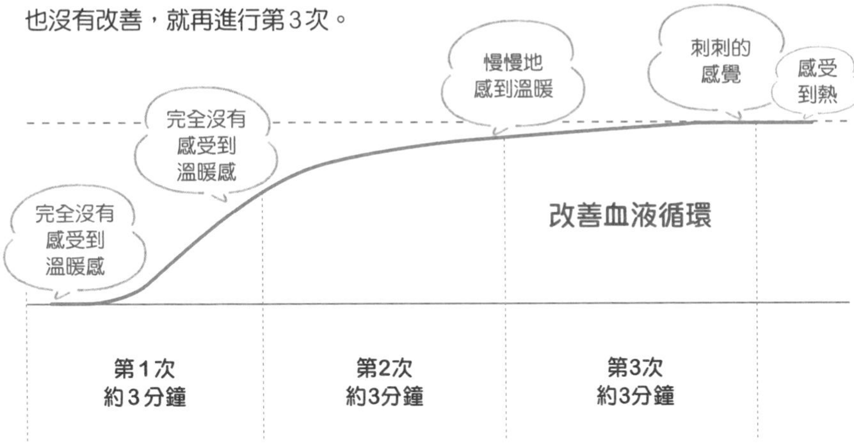

監修

大阪醫科藥科大學小兒科
兒童心理專業醫生、指導醫生

吉田誠司

2005年畢業於日本大阪醫科大學（現大阪醫科藥科大學）。2014年，以起立性調節障礙（Orthostatic dysregulation簡稱O.D.）的研究獲得醫學博士學位。目前於大阪醫科藥科大學醫院小兒科負責身心科門診。在學會活動方面，擔任日本自律神經學會評議員、日本小兒身心醫學會理事（指導方針委員會委員長），以及具有小兒科專科醫生／指導醫生、兒童心理專科醫生／指導醫生、身心醫療「小兒科」專科醫生、東洋醫學等資格。
於NHK知識性節目《きょうの健康》、《ウワサの保護者会》中針對起立性調節障礙進行說明。
著有《自律神経機能検査第5版》（文光堂）、《小児心身医学テキスト》（南江堂）等。

監修協力

三谷智美

在關西大阪府開設針灸館（守口市本院）和SkyHerb（心齋橋分院、針灸藥膳女性專用沙龍），並進行推廣東洋醫學的活動。創立了原創藥膳茶品牌，並主辦藥膳講座、藥膳料理教室、藥膳茶會等活動。在大阪醫科大學附屬醫院（現大阪醫科藥科大學醫院）麻醉科門診，接受了5年東洋醫學研究和臨床實踐的培訓。擁有針灸師、調理師、中醫藥膳指導師、登錄販賣者、Professional Photographer以及古典芭蕾舞教師資格。

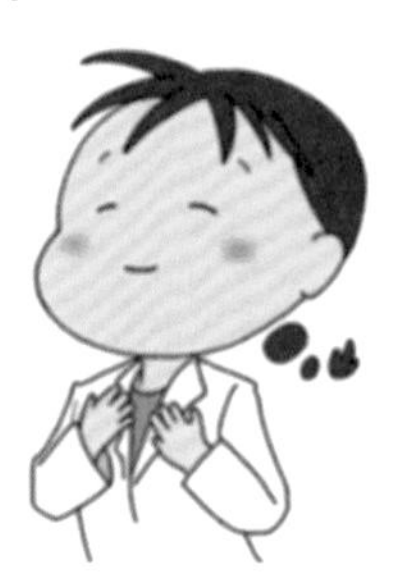

10 代のためのココロとカラダの整え方 自分でできる & ラクになる自律神経コントロール
10 DAI NO TAME NO KOKORO TO KARADA NO TOTONOEKATA JIBUNDE DEKIRU & RAKU NI NARU JIRITSU SHINEKI CONTROL

Originally published in Japan by MATES universal contents Co.,Ltd.,
Chinese (in traditional character only) translation rights arranged with
by MATES universal contents Co.,Ltd.,　through CREEK & RIVER Co., Ltd.

青少年身心調整法
自我調節&放鬆自律神經

出　　版／楓葉社文化事業有限公司
地　　址／新北市板橋區信義路163巷3號10樓
郵政劃撥／19907596　楓書坊文化出版社
網　　址／www.maplebook.com.tw
電　　話／02-2957-6096
傳　　真／02-2957-6435
翻　　譯／劉姍珊
責任編輯／吳婕妤
內文排版／楊亞容
港澳經銷／泛華發行代理有限公司
定　　價／360元
初版日期／2024年6月

STAFF
●構成・編輯／浅井貴仁（エディットリアル株式會社）
●設計／田中宏幸（田中図案室）
●插畫／ここままこ

國家圖書館出版品預行編目資料

青少年身心調整法：自我調節&放鬆自律神經／吉田誠司監修；劉姍珊譯. -- 初版. -- 新北市：楓葉社文化事業有限公司, 2024.06　面；　公分

ISBN 978-986-370-686-1（平裝）

1. 自主神經系統疾病　2. 健康法

415.943　　113005915